◇B◇ BODYCHANGE®

Bibliographische Information der Deutschen Nationalbibliothek
Die Deutsche Nationalbibliothek verzeichnet diese Publikation in der Deutschen Nationalbibliographie. Detaillierte bibliografische Daten sind im Internet über http://d-nb.de abrufbar.

Wichtiger Hinweis:
Sämtliche Inhalte dieses Buchs wurden – auf Basis von Quellen, die der Autor und der Verlag für vertrauenswürdig erachten – nach bestem Wissen und Gewissen recherchiert und sorgfältig geprüft. Trotzdem stellt dieses Buch keinen Ersatz für eine individuelle Ernährungsberatung und medizinische Beratung dar. Wenn Sie medizinischen Rat einholen wollen, konsultieren Sie bitte einen qualifizierten Arzt. Der Verlag und der Autor haften für keine nachteiligen Auswirkungen, die in einem direkten oder indirekten Zusammenhang mit den Informationen stehen, die in diesem Buch enthalten sind.

BodyChange® ist ein Produkt der Social Media Interactive GmbH
© Social Media Interactive GmbH
Landsberger Str. 110 | 80339 München
team@bodychange.de
facebook.com/BodyChange.de

Layoutentwurf: easyfresh Medien
Satz und Bildbearbeitung: Christian Herrmann, Andreas Unger, Eka Rost
Redaktion: Alexandra Hünnekens, Anna Christiane Gülicher-Loll
Umschlagabbildungen; Vorderseite: © Katja Münch; Rückseite: © oxxyzay/Fotolia
Druck: Florjancic Tisk d.o.o., Slowenien
Printed in the EU

ISBN Print 978-3-7423-0666-1
ISBN E-Book (PDF) 978-3-7453-0245-5
ISBN E-Book (EPUB, Mobi) 978-3-7453-0246-2

Weitere Informationen zum Verlag finden Sie unter

www.rivaverlag.de

Beachten Sie auch unsere weiteren Verlage unter www.m-vg.de

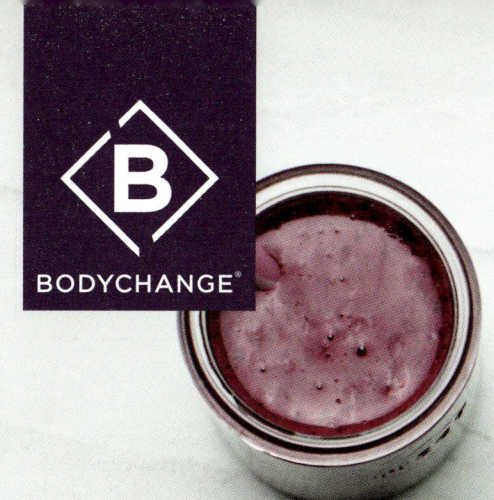

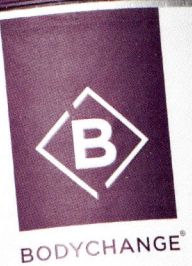

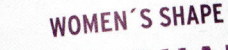

WOMEN´S SHAKE

SLIM SHAKE

VEGANE, SOJAFREIE MAHLZEIT
MIT 85% WENIGER ZUCKER*

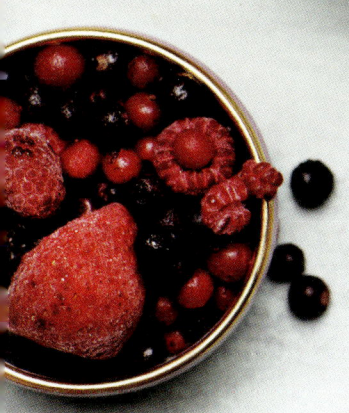

LECKER ABNEHMEN
MIT DEM SLIM SHAKE

Das 6-Wochen-Programm mit
über 40 Rezepten zum Genießen

riva

INHALT

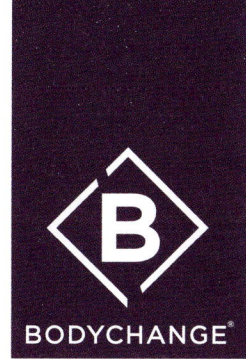

WOCHE 1

Los geht's!

HERZLICH WILLKOMMEN!

Wir freuen uns riesig, dass du dich für das „BodyChange® Slim Shake"-Programm entschieden hast. In den nächsten 6 Wochen sind wir für dich da und unterstützen dich auf deinem Weg zur Traumfigur!

IN DER ERSTEN WOCHE ERWARTET DICH FOLGENDES:

SCHRITT 1: DEIN BODYCHANGE® SLIM SHAKE

- Ersetze täglich eine Hauptmahlzeit durch deinen Slim Shake, um im Rahmen einer kalorienarmen Ernährung zunächst dein Gewicht zu stabilisieren und deinen Körper an die Ernährungsumstellung zu gewöhnen.

SCHRITT 2: DEIN ERFOLGSTRACKER

- So kannst du dich selbst messen und wiegen.
- Dokumentiere deine Erfolge.

SCHRITT 3: DEIN ERNÄHRUNGSKONZEPT

- Wir empfehlen für einen anhaltenden Erfolg, dass du dich über die 6 Wochen hinaus langfristig an das innovative Ernährungskonzept hältst.

SCHRITT 4: DEIN ERNÄHRUNGSPLAN

- Leckere Rezepte und Inspirationen

SCHRITT 5: DEIN COMMITMENT

- Schließe einen Vertrag mit dir selbst.

SCHRITT 6: DEINE DAILY ROUTINE

- Eine Morgenroutine für einen guten Start in den Tag
- Dankbarkeit ist das höchste Gut.

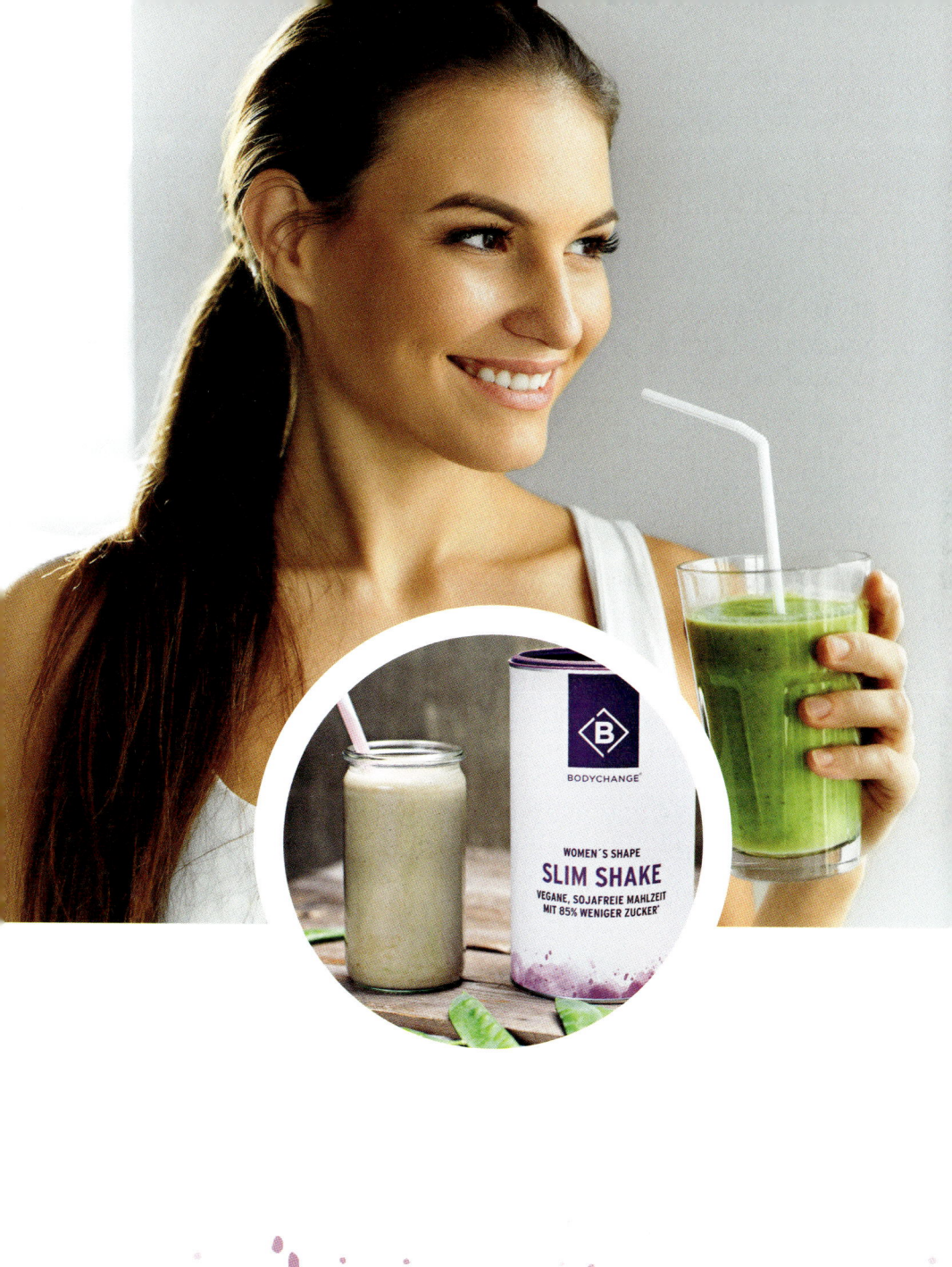

WOMEN´S SHAPE

SLIM SHAKE

VEGANE, SOJAFREIE MAHLZEIT
MIT 85% WENIGER ZUCKER*

BODYCHANGE®

SCHRITT 1: DEIN BODYCHANGE® SLIM SHAKE

Der BodyChange® Slim Shake ist der perfekte Sattmacher-Drink zur Gewichtskontrolle! Er schmeckt nicht nur cremig-köstlich, sondern unterstützt im Rahmen einer kalorienarmen Ernährung auch optimal deinen Weg zur Traumfigur, indem du zunächst täglich eine Hauptmahlzeit durch den Slim Shake ersetzt und damit dein Gewicht stabilisierst.

DAS ZAUBERWORT HEISST ERBSENPROTEIN

Erbsenprotein wird vor allem von Sportlern sehr geschätzt. Es ist Hauptbestandteil unseres BodyChange® Slim Shakes.
Und das hat gleich mehrere gute Gründe: Erbsen zählen nicht nur zu den proteinreichsten Hülsenfrüchten überhaupt, sie enthalten auch viele essenzielle Aminosäuren – wichtige Nährstoffe für den Muskelaufbau.
Du kannst jetzt ganz einfach einzelne Hauptmahlzeiten durch den eiweiß- und balaststoff-reichen Slim Shake ersetzen und wirst dank ausgewählter Inhaltsstoffe trotzdem satt!
Wie genau du vorgehen solltest, erfährst du gleich.

VEGAN, SOJAFREI UND WENIGER ZUCKER!

Der BodyChange® Slim Shake enthält durchschnittlich 85 Prozent weniger Zucker als herkömmliche Mahlzeitenersatz-Shakes. Genauer gesagt kommen auf jede Portion des Shake-Pulvers nur 2 Gramm Zucker! Das unterscheidet den Slim Shake von herkömmlichen Alternativen und macht ihn einzigartig! Des Weiteren enthält der BodyChange® Slim Shake alle notwendigen Vitamine und Mineralstoffe, die in einer Hauptmahlzeit enthalten sein sollten.

ALLE VORTEILE AUF EINEN BLICK:

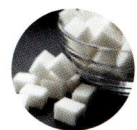 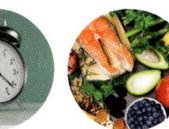 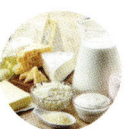 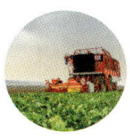 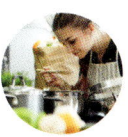 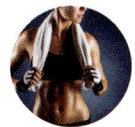

85 % WENIGER ZUCKER   **SCHNELL UND EINFACH ZUBEREITET**   **REIN PFLANZLICH**   **LAKTOSEFREI**   **GLUTEN- UND SOJAFREI**   **ABNEHMEN, OHNE ZU HUNGERN**   **HOHER PROTEIN-GEHALT**

UND SO EINFACH GEHT'S:

Der BodyChange® Slim Shake ersetzt in der ersten Woche jeweils eine Mahlzeit täglich, d.h., du genießt jeden Tag einen Slim Shake und zwei weitere kalorienarme Hauptmahlzeiten. Achte darüber hinaus auf eine ausreichende Flüssigkeitszufuhr! In dieser Woche liegt der Fokus noch nicht auf der Gewichtsreduktion, sondern auf der Stabilisierung deines Gewichts und Gewöhnung deines Körpers an die Ernährungsumstellung. Der im Slim Shake enthaltene Nährstoff Calcium trägt dabei zu einem normalen Energiestoffwechsel, Zink zu einem normalen Kohlenhydrat- und Fettsäurestoffwechsel bei. Rühre den Slim Shake mit etwas Wasser und Pflanzenöl an. Am besten eignet sich hierzu ein Shaker oder Mixer. Wenn du möchtest, kannst du außerdem etwas frisches Obst, Gemüse oder Nussmus hinzugeben. Lass dich von unseren leckeren Slim-Shake-Rezepten (ab Seite 27) inspirieren.
Hinweis: Die Zugabe weiterer Zutaten kann die Wirkung des Shakes beeinträchtigen.

DIE GENAUE ZUBEREITUNG FÜR EINEN KLASSISCHEN SLIM SHAKE:

- 300 ml Wasser
- 1 TL Öl (Sonnenblumen- oder Rapsöl)
- 2 Messlöffel (55 g) Shake-Pulver

SCHRITT 2: DEIN ERFOLGSTRACKER

Bevor du mit BodyChange® Slim Shake beginnst, ist es wichtig, dass du eine Bestandsaufnahme machst. Das bedeutet: Wiege und messe dich einmal zu Beginn und dann immer wöchentlich. So siehst du deine Erfolge bereits nach kurzer Zeit nicht nur im Spiegel, sondern auch Schwarz auf Weiß auf Papier.

UND SO EINFACH GEHT'S:

1.   WIEGEN UND MESSEN

- Trage deine aktuellen Daten in der folgenden Tabelle ein. Deinen Taillenumfang misst du direkt über dem Bauchnabel, deinen Hüftumfang an der breitesten Stelle; ebenso deinen Oberschenkelumfang.

- Miss und wiege dich einmal pro Woche am Morgen deines Cheat Days (mehr dazu auf Seite 53) und trage deine Werte in die Tabelle ein.

Datum	Mein Gewicht (in kg)	Mein Taillenumfang (in cm)	Mein Hüftumfang (in cm)	Mein Oberschenkel- umfang (in cm)

2. VORHER-NACHHER-FOTOS

- Mache ein Vorher-Foto von dir, bevor du mit dem Programm startest.

- Jede Woche am Morgen des Cheat Days schießt du ein aktuelles Foto von dir.

- Das Foto solltest du immer in der selben Umgebung und möglichst zur gleichen Uhrzeit machen (z. B. im selben Zimmer, vor dem Spiegel, . . . etc.).

- Haltung: Die Füße stehen hüftbreit und parallel zueinander, die Arme hängen locker herab.

- Fotografiere dich von vorne und von beiden Seiten.

- Für das Foto solltest du am besten einen Bikini oder ein enges Sporttrikot und eine kurze, eng anliegende Hose tragen.

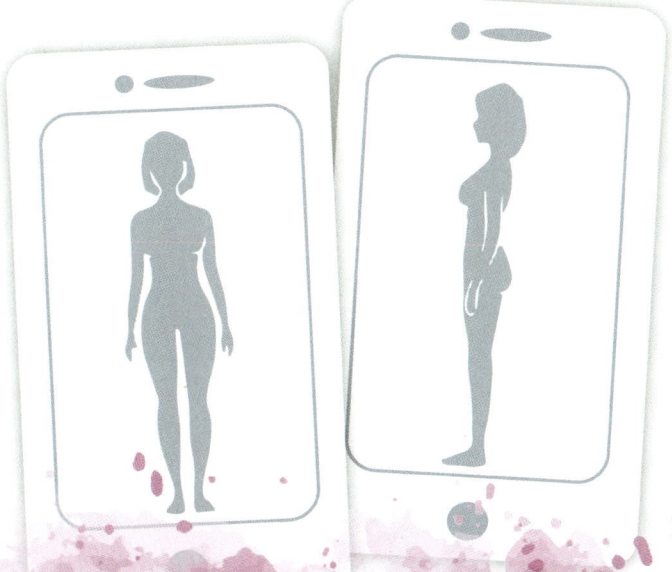

SCHRITT 3: DEIN ERNÄHRUNGSKONZEPT

Für den maximalen Erfolg empfehlen wir dir, alle übrigen Mahlzeiten, die du nicht durch den Slim Shake ersetzt, entsprechend unserem innovativen BodyChange®-Ernährungskonzept selbst zuzubereiten. Dieses basiert auf den neuesten wissenschaftlichen Erkenntnissen und wurde über Jahre perfektioniert, um dich entspannt und lecker ans Ziel zu führen. Außerdem ist es für einen langfristigen Erfolg wichtig, dass du dich ganz bewusst ernährst – nicht nur in der Abnehmphase. Dass bewusste Ernährung keinen Verzicht bedeuten muss, zeigen wir dir hier.

Tausende clevere BodyChanger haben bereits auf diese Weise erfolgreich abgenommen.

DAS KONZEPT BERUHT AUF FOLGENDEN ELEMENTEN:

Beschleuniger
An 6 Tagen in der Woche halten wir uns an eine ausgewogene, kalorienarme Ernährungsweise.

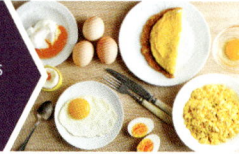 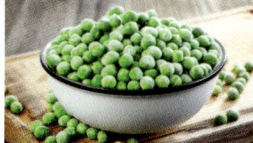 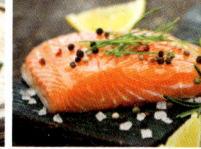

Verhinderer
Lebensmittel, die nicht zu einer kalorienarmen Ernährung passen, lassen wir an 6 Tagen pro Woche weg.

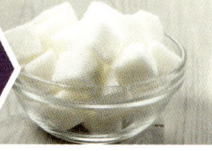 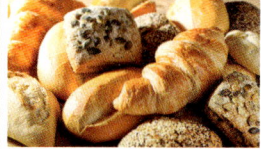 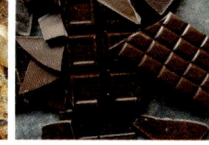

Highlights
Diese Lebensmittel solltest du im Rahmen einer kalorienarmen Ernährung jeden Tag genießen.

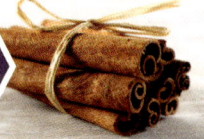 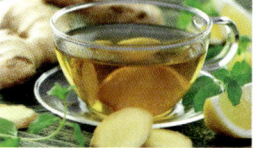 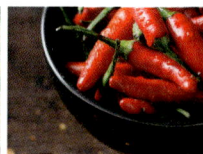

BodyChange® Slim Shake
Ersetzt in deiner Abnehmphase zwei Hauptmahlzeiten täglich.

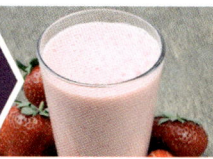 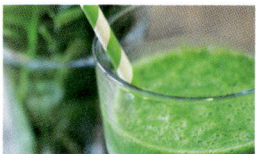 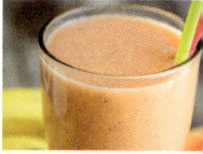

Cheat Day
An einem Tag pro Woche darfst du schlemmen, was du möchtest.

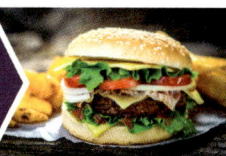 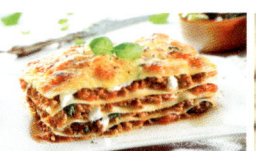 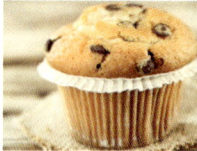

DIESE LEBENSMITTEL ZÄHLEN ZU DEN BESCHLEUNIGERN

Wir empfehlen dir, folgende Lebensmittel zu genießen. Zaubere leckere Gerichte oder lass dich von unseren vielfältigen Rezepten inspirieren!

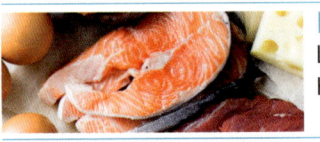

FISCH
Lachs, Seelachs, Zander, Kabeljau, Makrele,Thunfisch, Forelle, Hering, Kaviar, Garnelen, Krabben usw.

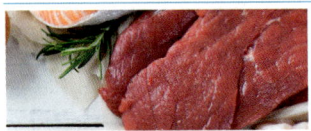

FLEISCH
Rindfleisch, Schweinefleisch, Pute, Hähnchen, Ente, Gans, Lamm, Wild

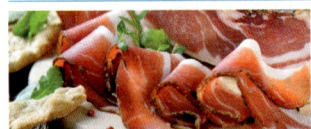

WURST
Kochschinken, Lachsschinken, Schinkenspeck, Geflügelwurst, Bündnerfleisch, Serrano-Schinken usw.

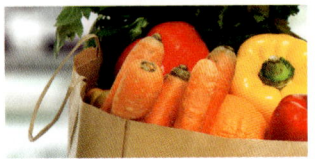

GEMÜSE
Spinat, alle Kohlköpfe, Brokkoli, Tomate, Paprika, Karotte, Zucchini, Knoblauch, Lauch, Rosenkohl, Wirsing, Fenchel, Artischocken, Aubergine, Gurke, Kohlrabi, Oliven, Spargel, Schwarzwurzeln, Rettich, Rübchen, Radieschen, Salate, Champignons, Pfifferlinge, Steinpilze usw.

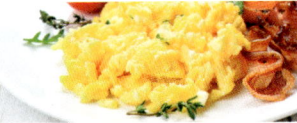

EI
in allen Zubereitungsarten: Rührei, Omelett, Spiegelei, gekocht, pochiert. Gilt für Hühnereier, Gänseeier, Wachteleier usw.

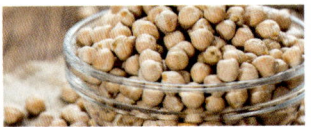

HÜLSENFRÜCHTE
Kichererbsen, Kidneybohnen, Linsen, weiße Bohnen, grüne Bohnen, Sojabohnen, Mungbohnen, Erbsen, Zuckererbsen usw.

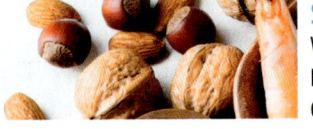

SCHALENFRÜCHTE UND SAATEN (MAX. EINE HANDVOLL AM TAG)
Walnüsse, Haselnüsse, Erdnüsse, Paranüsse, Pekannüsse, Macadamias, Kokosnuss, Mandeln, Sonnenblumenkerne, Pinienkerne, Kürbiskerne, Cashewkerne, Sesamsamen, Chiasamen usw.

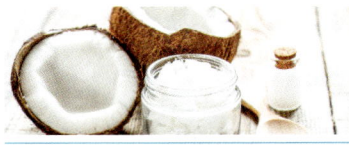

ÖLE UND FETTE
Butter, Olivenöl, Rapsöl, Sesamöl, Walnussöl, Erdnussöl, Haselnussöl, Kürbiskernöl, Leinöl, Kokosöl

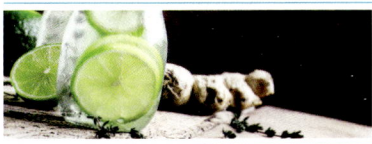

GETRÄNKE
Wasser (nach Belieben mit Zitrone, frischer Minze oder Ingwer aufpeppen), ungesüßter Tee, Kaffee ohne Zucker und ohne Milch

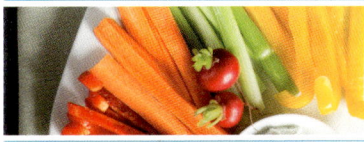

SNACKS
Gemüsesticks, Nuss- und Saaten-Mix, Trockenfleisch, BodyChange®-Shake

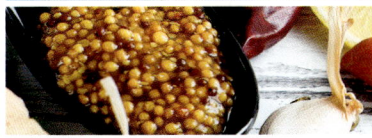

ZUM WÜRZEN
Pfeffer, Salz, Cayennepfeffer, mediterrane Gewürzmischung, Basilikum, Oregano, etwas Parmesan, Tabasco, Knoblauchpulver, Salsa, rotes Pesto, Chilipaste, Essig, Senf usw.

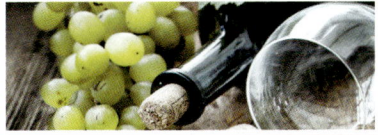

ALKOHOL (ERST AB DEM 16. LEBENSJAHR)
Zum Essen ist ein Glas trockener Rotwein oder eine Weißweinschorle erlaubt. Die enthaltene Säure im Wein kann die Verdauung der BodyChange®-Nahrung unterstützen.

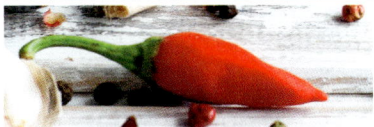

TURBOS
Ingwer, Senf, Zitrone, Chili, Meerrettich, grüner Tee, Koffein, Eigelb, Avocado, Zimt

EIER SIND GUT: Nach neuesten Studien ist die Angst vor dem befürchteten hohen Cholesterinspiegel durch hohen Eierkonsum unbegründet. Eier machen sogar schlank und sind gesund. Der hohe Choleringehalt im Ei schlägt sich nicht in den Blutwerten nieder. Neben vielen Proteinen enthalten Eier auch Vitamin B, Folsäure und Cholin. Du kannst also dein Frühstücksei ohne schlechtes Gewissen genießen.

DIESE LEBENSMITTEL ZÄHLEN ZU DEN VERHINDERERN

Wir empfehlen dir, innerhalb einer ausgewogenen, kalorienarmen Ernährung an 6 Tagen pro Woche auf den Konsum dieser Lebensmittel zu verzichten. An deinem Cheat Day kannst du sie jedoch nach Herzenslust genießen, um dein Durchhaltevermögen aufrechtzuerhalten.

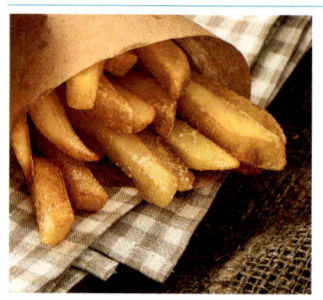

SCHNELLE KOHLENHYDRATE

(z.B. in Zucker, Mehl, Reis, Kartoffeln, Pommes, Cornflakes, Brot, Nudeln) Alle Kohlenhydrate werden im Körper zu Zucker umgewandelt. Verzichtet man auf Kohlenhydrate, schaltet der Körper auf Fettverbrennung um und holt sich seine Energie aus den Fettreserven. Der Körper kann seine Fettverbrennung sozusagen an- und abschalten. Das Anschalten funktioniert leicht: Wir verzichten ganz einfach auf „schnelle" Kohlenhydrate!

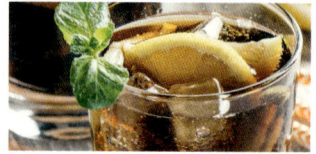

ZUCKER- UND SÜSSSTOFFHALTIGE GETRÄNKE

(z. B. Fruchtsäfte, Cola und Limonade, aromatisiertes Wasser, Bier) Zuckerhaltige Getränke verhindern den Fettabbau. Süßstoff ist ebenfalls nicht zu empfehlen, weil er den Appetit auf Süßes wachhält.

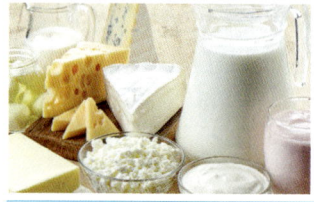

MILCHPRODUKTE

(z. B. Käse, Joghurt, Quark, Sahne) Milchprodukte haben hohe Werte auf dem Insulin-Index (ähnlich wie Brot). Der Verzicht auf große Mengen an Milchprodukten kann dich dabei unterstützen, dein Ziel zu erreichen. Greife stattdessen auf die pflanzlichen Milchalternativen Mandel- oder Kokosmilch zurück.

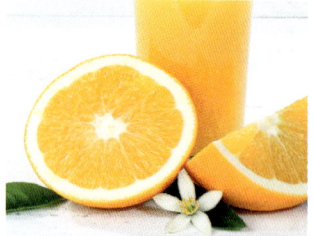

OBST

Obst enthält viel Fruchtzucker. Diese sogenannte Fructose wird von Biochemikern als das fettbildendste aller Kohlenhydrate angesehen. Du solltest Obst also nur in geringen Mengen und in Verbindung mit dem Slim Shake genießen, da zu viel Obst deinen Abnehmerfolg verhindern kann. Keine Angst vor Vitaminmangel: Die Vitamine sind im Gemüse ebenso reichlich vorhanden!

Es geht nicht darum, wenig zu essen, sondern darum, das Richtige zu essen!

SCHRITT 4: DEIN ERNÄHRUNGSPLAN

Ersetze in der ersten Woche jeweils eine Hauptmahlzeit täglich durch den BodyChange®
Slim Shake. Du kannst selbst entscheiden, ob du das Frühstück, das Mittagessen oder das
Abendessen ersetzen möchtest. Solltest du zwischen den Mahlzeiten Hunger verspüren,
kannst du leckere kleine Snacks genießen, die nicht dick machen. Im Rezeptteil findest
du dafür Inspiration. Achte aber darauf, dass du dich insgesamt kalorienarm ernährst und
ausreichend stilles Wasser trinkst, um dein Ziel zu erreichen.

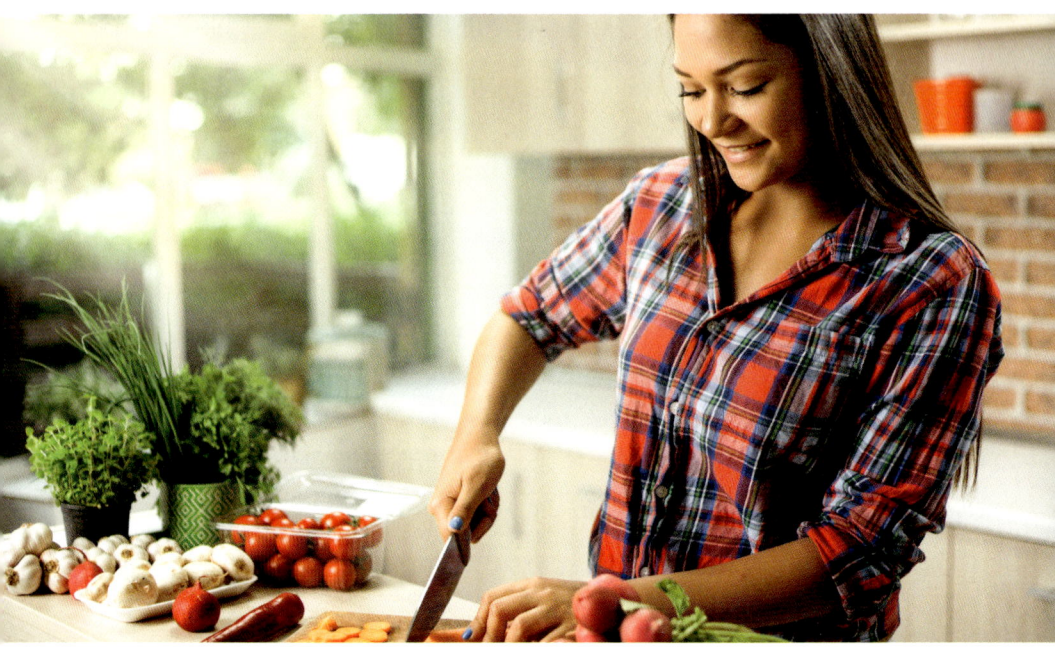

Auf der nächsten Seite findest du einen Ernährungsplan, an dem du dich orientieren
kannst. Hinweis: Der Slim Shake stellt nur bei Beachtung des Zubereitungshinweises auf der
Verpackung einen Mahlzeitersatz für eine gewichtskontrollierende Ernährung dar.

	MORGENS	SNACK (OPTIONAL)	MITTAGS	ABENDS
TAG 1	Beerentraum-Shake	Schoko-Cookies	Chili con Carne	Asiapfanne
TAG 2	Rührei mit Frühlingszwiebeln	Kichererbsensnack	Tomate-Basilikum-Shake	Linsensuppe mit Würstchen
TAG 3	Bauernfrühstück	Gemüsechips	Papaya-Avocado-Smoothie	Fleischbällchen mit Ofengemüse
TAG 4	Smart-Fruits-Shake	Gemüsesticks mit Hummus	Thaisuppe mit Huhn	Gefüllte, über-backene Avocado
TAG 5	Chiapudding mit Schokolade	1 Handvoll Nüsse	Nudelsalat	Kalte Shake-Suppe
TAG 6	Mango-Shake	Kichererbsensnack	Glasnudeln mit Curryhähnchen	Kürbis-Kichererbsen-Curry
TAG 7 – CHEAT DAY				
TAG 8	Zimtiger Bananen- Shake	Schoko-Cookies	Falafel mit Salat	Tomate-Basilikum-Shake
TAG 9	Pancakes mit allerlei Nüssen	Gemüsechips	Rote-Bete-Basilikum-Shake	Kalte Shake-Suppe
TAG 10	Himbeer-Shake	Schoko-Cookies	Papaya-Avocado-Smoothie	Putensteak mit Brokkoli
TAG 11	Bananen-Shake	Gemüsesticks mit Avocadodip	Lachs mit Ratatouille	Rote-Bete-Basilikum-Shake
TAG 12	Frühstücksmuffins	Kichererbsensnack	Mango-Shake	Tomate-Basilikum-Shake
TAG 13	Beerentraum-Shake	1 Handvoll Nüsse	Lachsspieße mit Gurkensalat	Smart-Fruits-Shake
TAG 14 – CHEAT DAY				

SCHRITT 5: DEIN COMMITMENT

Dein Körper kann alles schaffen. Es ist dein Geist, den du überzeugen musst!

Du hast dich entschieden, dein Leben zu verändern – und mit dem „BodyChange® Slim Shake"-Programm hast du bereits den ersten Schritt in die richtige Richtung getan. Während der nächsten 6 Wochen ist es besonders wichtig, dass deine Motivation nicht nachlässt, um konsequent bleiben zu können. Denn nur dann wirst du Erfolge verzeichnen!

Daher empfehlen wir, einen Vertrag mit dir selbst abzuschließen. Notiere deine Ziele und weshalb du dich für das Slim-Shake-Coaching entschieden hast. Manchmal sollten wir unsere Ziele nicht nur gedanklich formulieren, sondern diese auch schriftlich festhalten, da sie dadurch noch realer werden.

Sollte es dir einmal schwerfallen, dich an das Programm zu halten, kannst du so jederzeit einen Blick auf deinen Vertrag werfen und wirst daran erinnert, warum du diese wichtige Entscheidung getroffen hast.

DEIN VERTRAG

Hiermit schließe ich mit mir,

einen Vertrag über mein neues Ich.

Aus folgendem Grund habe ich mich für das „BodyChange® Slim Shake"-Programm entschieden:

Daher werde ich Schritt für Schritt alle Anleitungen befolgen und konsequent an meinen Gewohnheiten im Bereich gesunder Ernährung arbeiten. Ich weiß, dass ich es schaffen kann, und bin bereit für diese Herausforderung!

Auch wenn es mir manchmal schwerfallen sollte, werde ich diesen Vertrag nicht brechen.
Ich freue mich schon jetzt auf das positive Feedback meiner Familie und Freunde, wenn ich das Coaching gemeistert habe.
Und ganz besonders freue ich mich auf mein neues Ich!

Datum   Unterschrift

SCHRITT 6: DEINE DAILY ROUTINE

DANKBARKEIT IST DAS HÖCHSTE GUT!

Die tägliche Routine ist ein bewährtes Mittel, um schnell alte, ungesunde Gewohnheiten abzulegen und stattdessen neue Gewohnheiten einzuführen. Die Daily Routine ist ein wiederkehrender Bestandteil deines Tagesablaufs und damit der Grundpfeiler deines Erfolgs! Wir empfehlen dir daher, möglichst jeden Tag auf die gleiche Art und Weise zu beginnen. Sobald sich Körper und Geist auf diese Routine eingestellt haben, beginnst du, die richtigen Dinge automatisch zu tun, ohne großartig darüber nachzudenken oder dich neu motivieren zu müssen.

Jede Woche erwartet dich eine neue Routine, die dir bei der erfolgreichen Umsetzung deines Slim-Shake-Programms hilft.

UND DAS ERWARTET DICH DIESE WOCHE:

1. Steh auf und putz dir die Zähne.
2. Füll ein großes Glas mit stillem Wasser und trinke es schluckweise genüsslich aus.
3. Währenddessen schreibst du fünf Dinge auf, für die du dankbar bist.
4. Genieße anschließend ein herrliches Frühstück – vielleicht mit deinem BodyChange® Slim Shake?

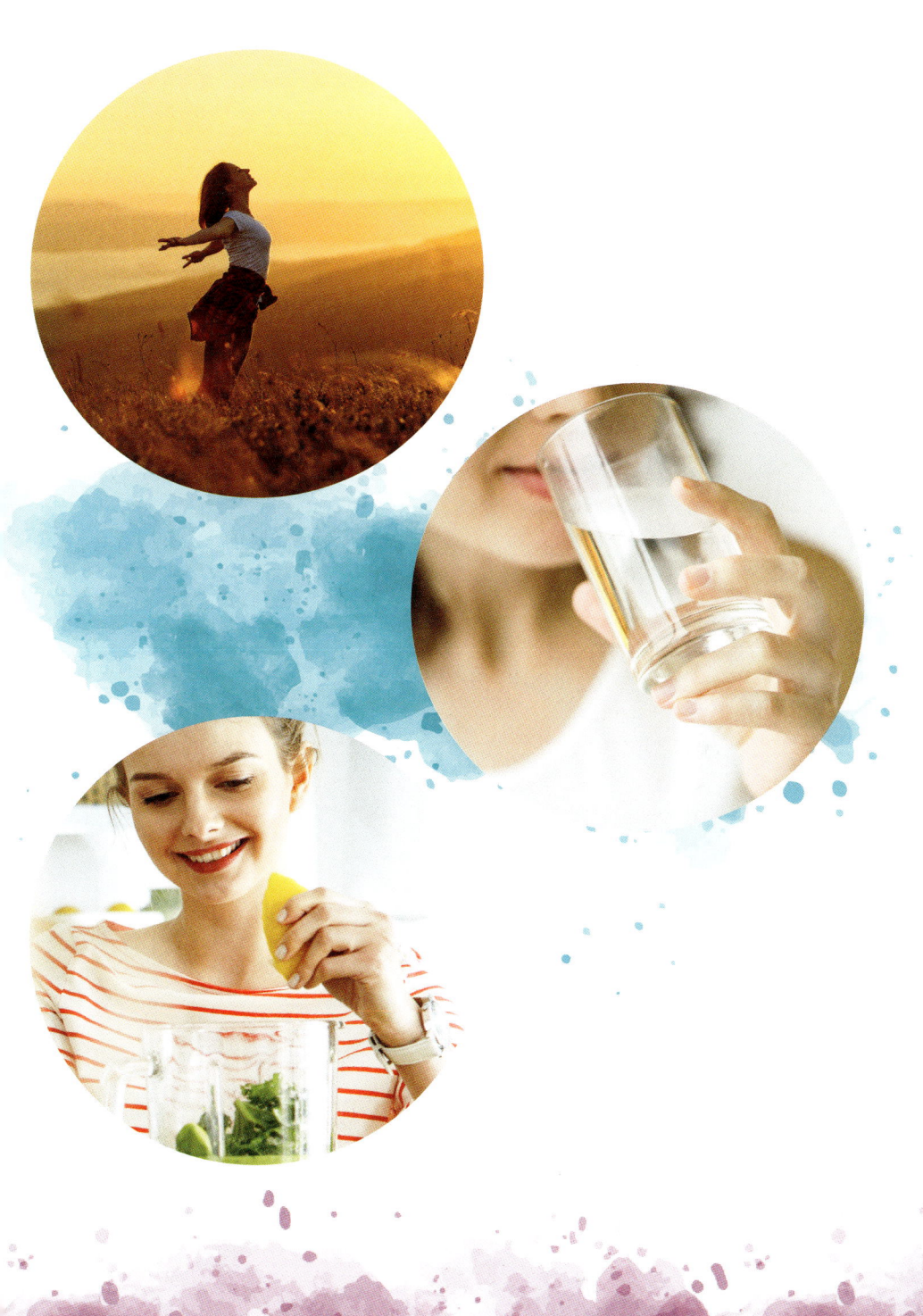

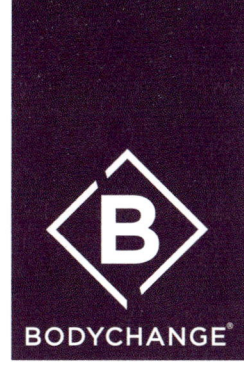

Deine

SHAKE

Rezepte

DEINE SHAKE-REZEPTE

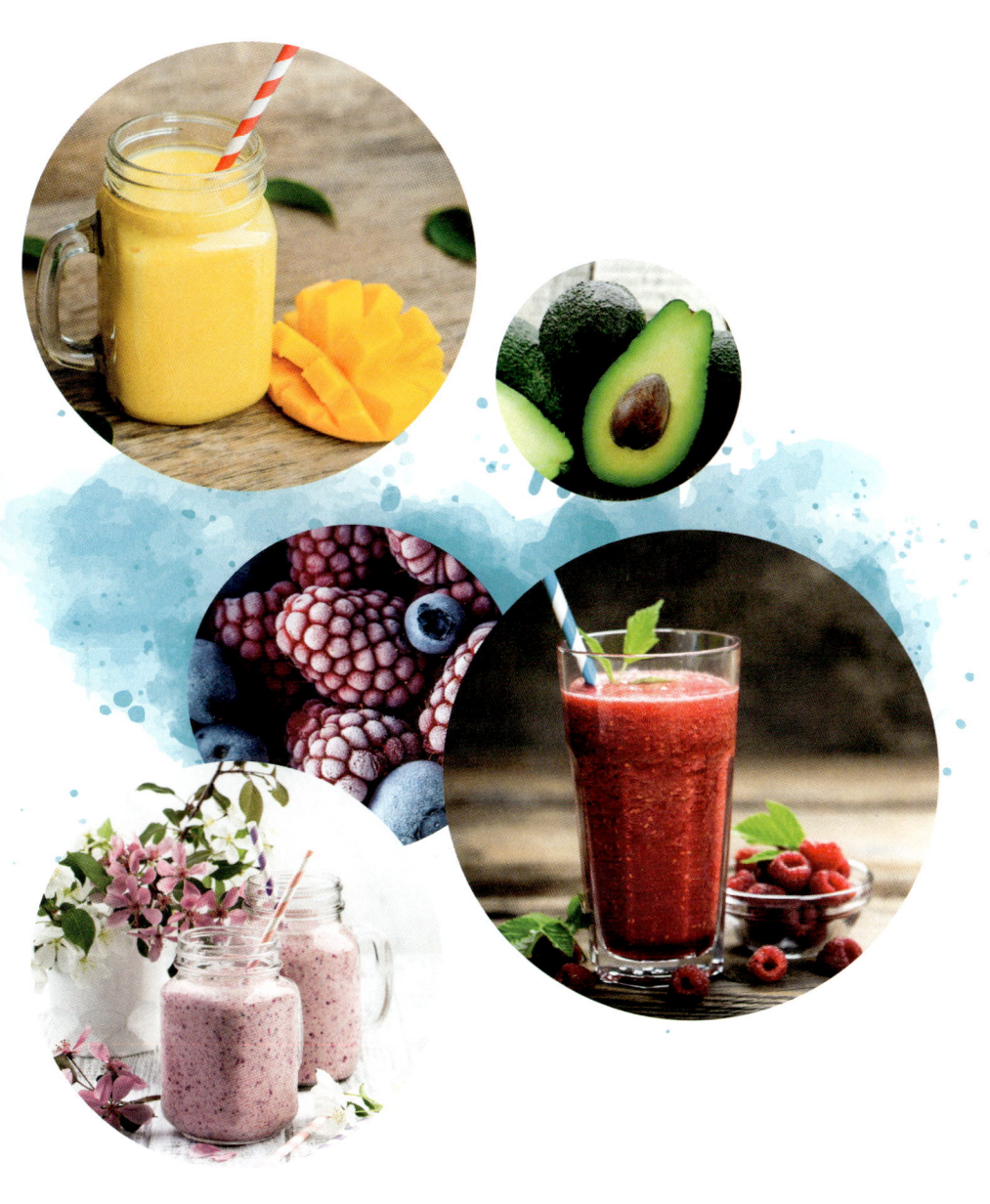

TOMATE-BASILIKUM-SHAKE

12 Blätter Basilikum

300 ml Wasser

1 TL Sonnenblumen-
oder Rapsöl

5 EL (gehäuft)
Shake-Pulver

80 ml Tomatensaft

1. Basilikumblätter waschen und trocken schütteln.

2. Wasser, Pflanzenöl, Shake-Pulver, Tomatensaft
   und Basilikum in einen Hochleistungsmixer
   geben und auf höchster Stufe zu einem cremigen
   Shake verarbeiten.

3. In ein Glas geben und frisch genießen.

TIPP:

Tomaten sind nicht nur gesund, sondern
aufgrund ihres hohen Wasseranteils von
über 90 % auch sehr kalorienarm. Neben
zahlreichen sekundären Pflanzenstoffen
enthalten Tomaten vor allem Vitamin C,
aber auch wichtige Spurenelemente und
Mineralien wie z. B. Kalium.

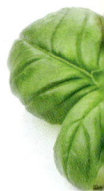

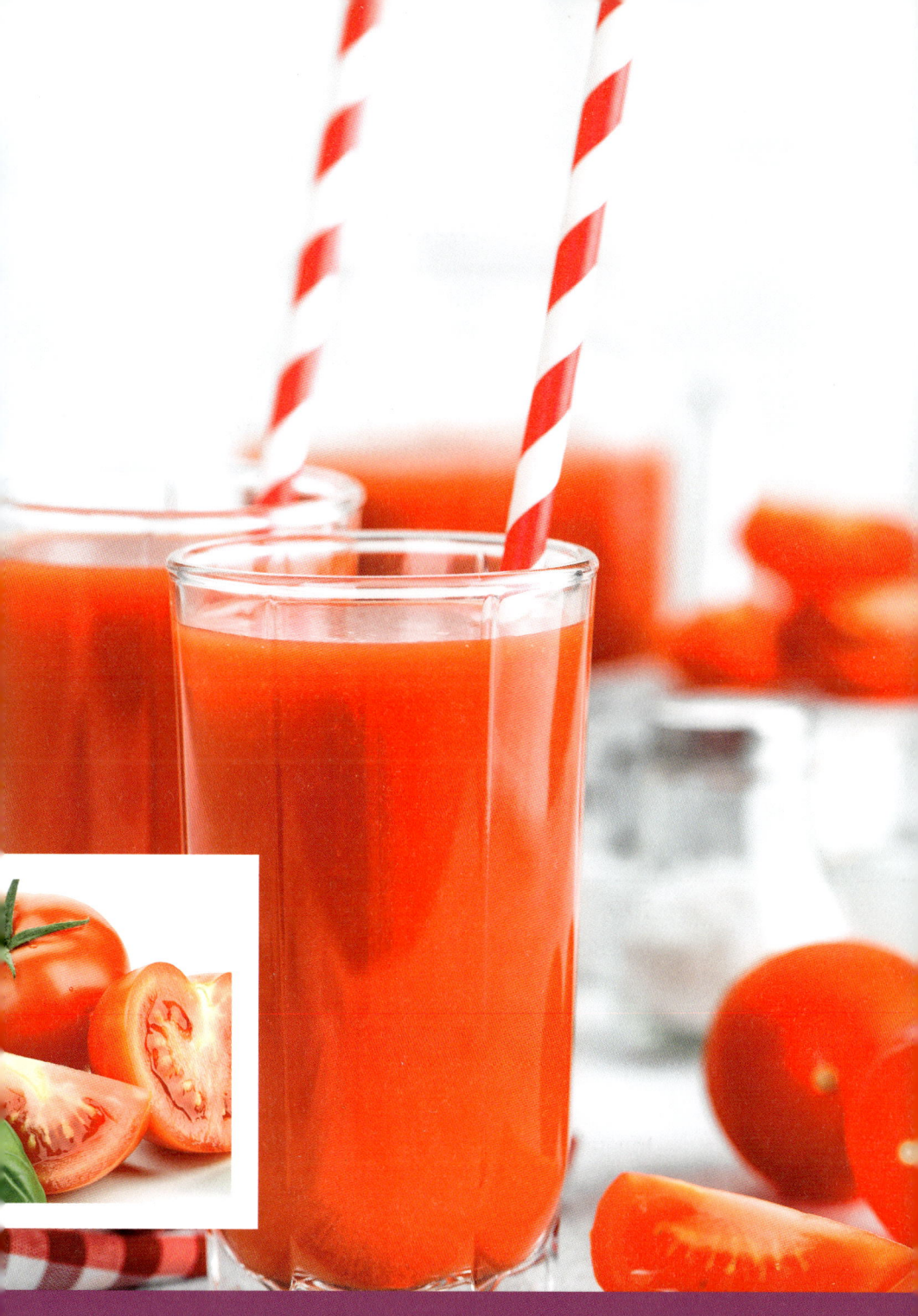

PAPAYA-AVOCADO-SMOOTHIE

½ Avocado

80 g Papaya

300 ml Wasser

1 TL Sonnenblumen-
oder Rapsöl

5 EL (gehäuft)
Shake-Pulver

80 ml Karottensaft

1. Die Avocadohälfte entkernen und mit einem kleinen Löffel das Fruchtfleisch herausschaben.

2. Ein Stück Papaya schälen, entkernen und 80 g Fruchtfleisch abwiegen.

3. Die übrigen Zutaten abmessen.

4. Papaya und Avocado mit Wasser, Öl, Shake-Pulver und Karottensaft in einen Hochleistungsmixer geben und auf höchster Stufe zu einem cremigen Smoothie verarbeiten.

5. In ein Glas füllen und frisch genießen.

TIPP:
Avocado gehört zu unseren absoluten Lieblingen. Sie ist nicht nur besonders cremig und herrlich mild im Geschmack, sondern versorgt den Körper auch mit vielen wichtigen Vitaminen, Mineralstoffen und ungesättigten Fettsäuren, die lange satt machen.

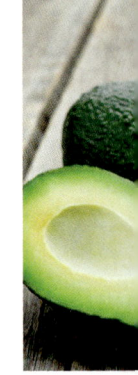

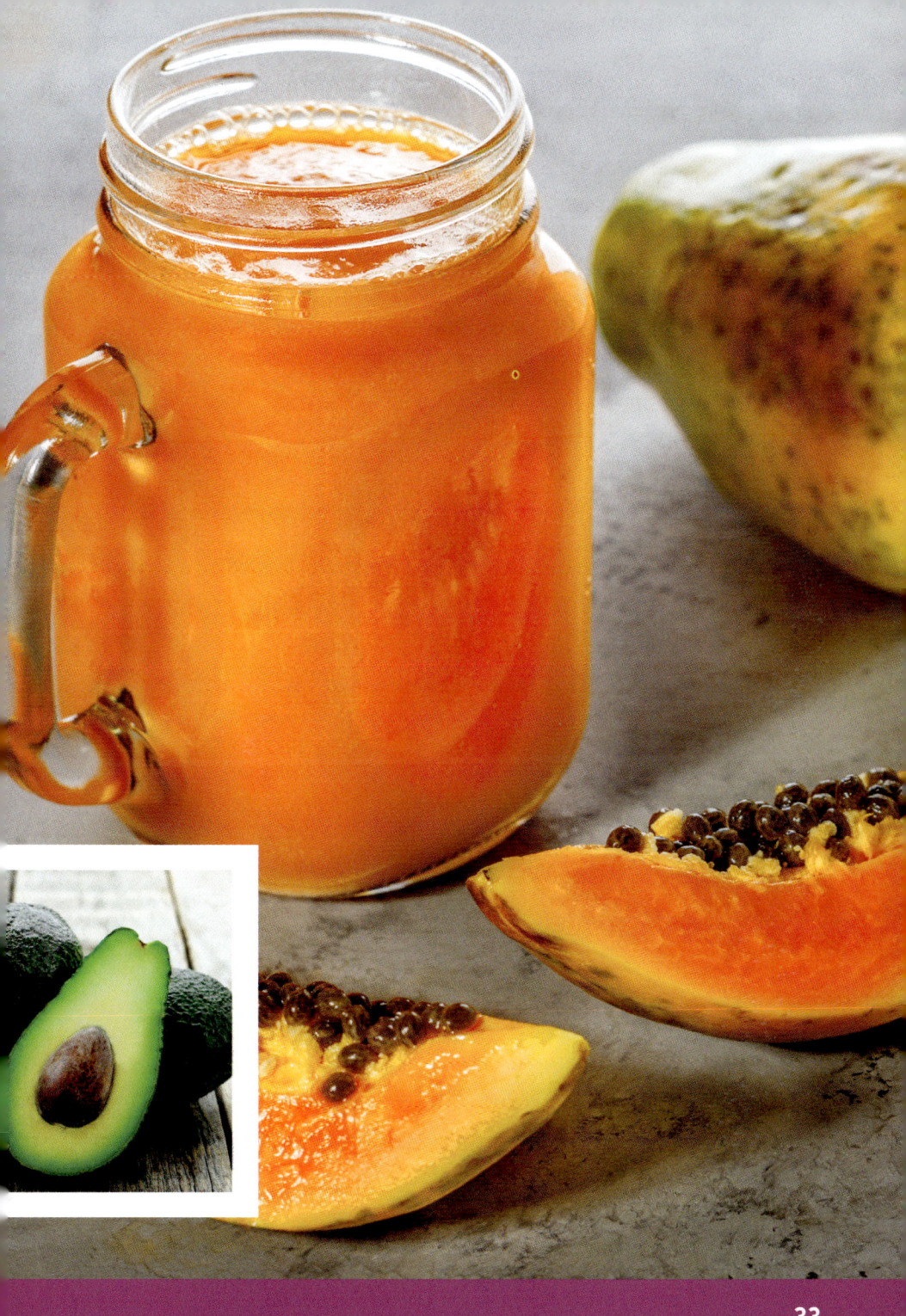

SMART-FRUITS-SHAKE

300 ml Wasser

1 TL Sonnenblumen-
oder Rapsöl

5 EL (gehäuft)
Shake-Pulver

4 TL BodyChange®
Smart-Fruits-Pulver

1. Wasser, Öl, Shake-Pulver und Smart-Fruits-Pulver in einen Hochleistungsmixer geben und auf höchster Stufe zu einem cremigen Shake verarbeiten.

2. In ein Glas füllen und sofort genießen.

TIPP:
Die BodyChange® Smoothie-Mischung „Smart Fruits" zaubert aus dem Slim Shake ein einzigartiges Smoothie-Erlebnis. Tropische Aroniabeeren und Acai sowie Erdbeeren, Cranberries und Heidelbeeren sorgen für einen köstlichen, beerigen Geschmack und versorgen den Körper mit wichtigen Nähr- und Vitalstoffen.

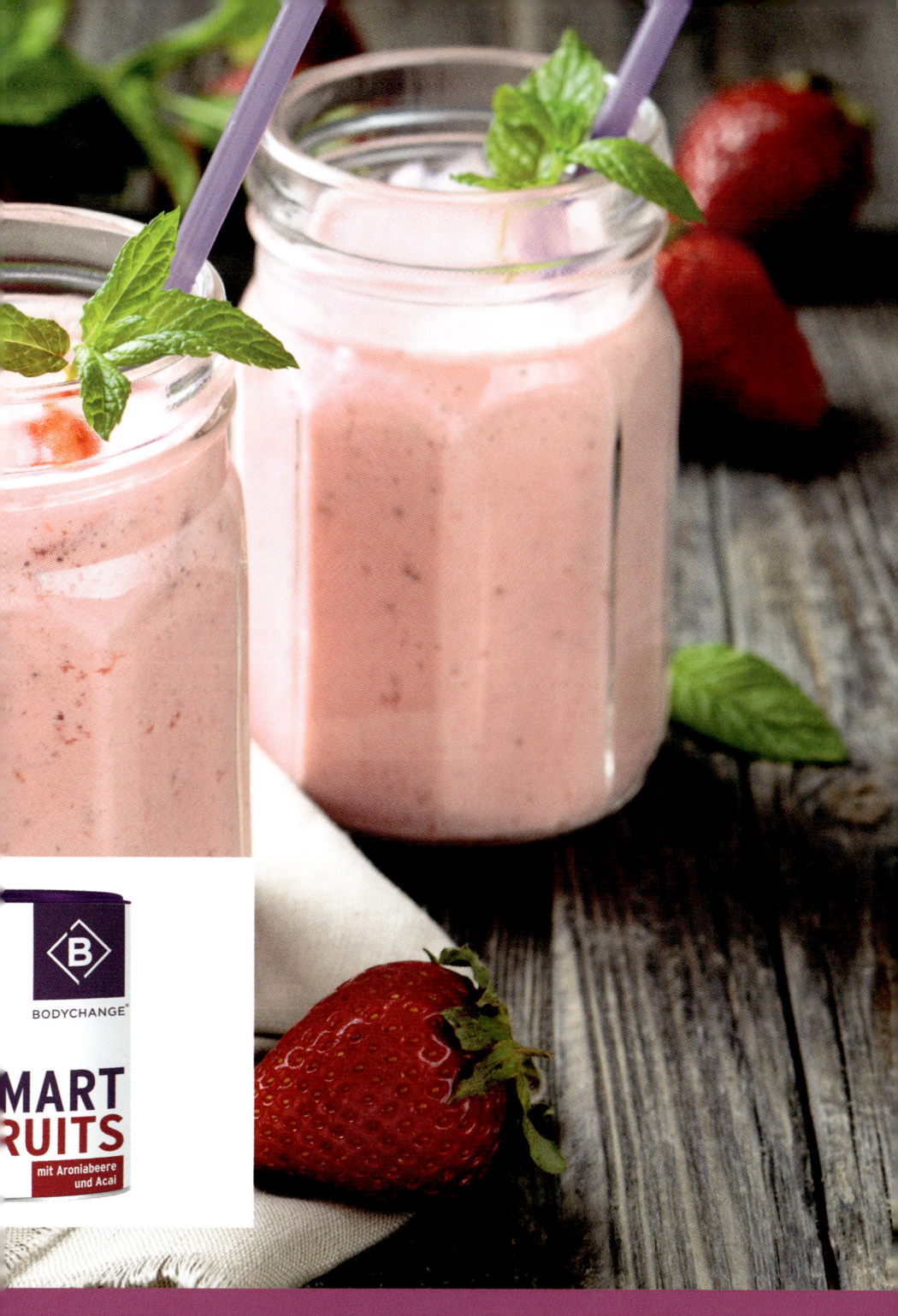

BEERENTRAUM

300 ml Wasser

1 TL Sonnenblumen-
oder Rapsöl

5 EL (gehäuft)
Shake-Pulver

6 EL gemischte rote
Beeren (tiefgekühlt)

1 Messerspitze
Vanillemark

1. Wasser, Öl, Shake-Pulver, Beeren und Vanille in einen Hochleistungsmixer geben und auf höchster Stufe zu einem cremigen Shake verarbeiten.

2. In ein Glas füllen und sofort genießen.

TIPP:

Tiefgefrorene Beeren findest du das ganze Jahr über in der Eistruhe. Da sie direkt nach der Ernte schockgefrostet werden, bleiben wichtige Nährstoffe erhalten. Wenn du deinen Shake gern kalt trinkst, kannst du die Beeren noch gefroren in den Mixer geben. Ansonsten empfehlen wir dir, die Beeren etwa 15 Minuten antauen zu lassen.

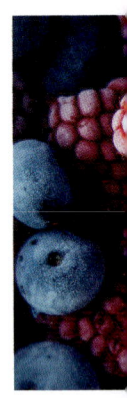

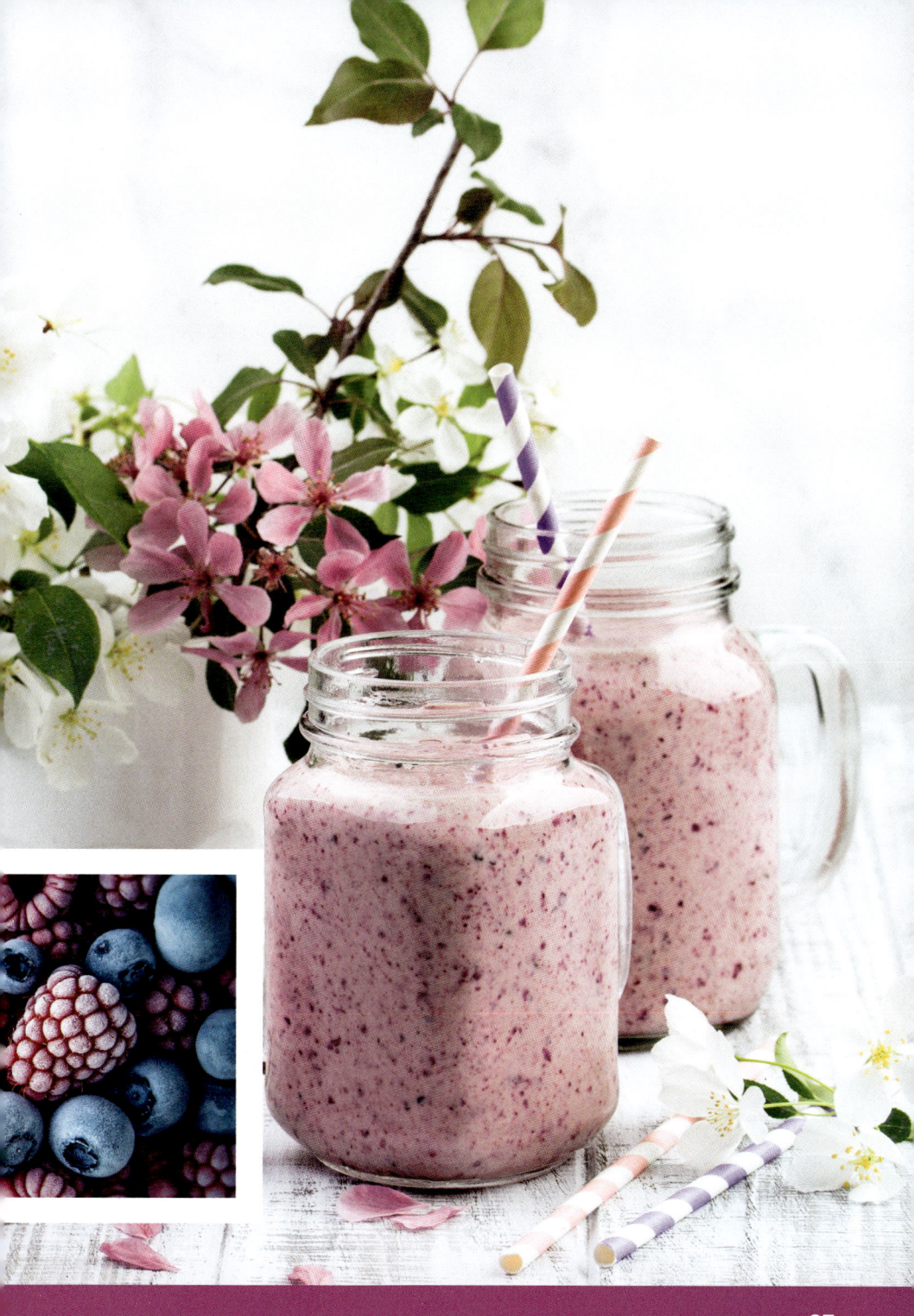

KALTE SHAKE-SUPPE

Dill und Petersilie

Etwas Räucherlachs

300 ml Wasser

1 TL Sonnenblumen-
oder Rapsöl

5 EL (gehäuft)
Shake-Pulver

80 ml Karottensaft

2 TL Zitronensaft

1 TL Curry

2 Tropfen Tabasco

½ TL Kreuzkümmel

1. Dill und Petersilie waschen und trocken schütteln. Den Räucherlachs aus der Verpackung nehmen.

2. Wasser, Öl, Shake-Pulver, Karottensaft, Räucherlachs und Zitronensaft in einen Hochleistungsmixer geben und auf höchster Stufe mixen.

3. Mit Curry, Tabasco, Kreuzkümmel und den frischen Kräutern abschmecken und erneut auf höchster Stufe mixen, bis eine cremige Suppe entsteht.

4. In eine Schüssel füllen und kalt servieren.

TIPP:

Karotten sind für ihren hohen Gehalt an Betacarotin bekannt, welches von unserem Körper in Vitamin A umgewandelt wird und für die Farbe der Rübe verantwortlich ist. Wer die Aufnahme von Betacarotin optimieren möchte, sollte Karotten stets mit etwas Fett genießen.

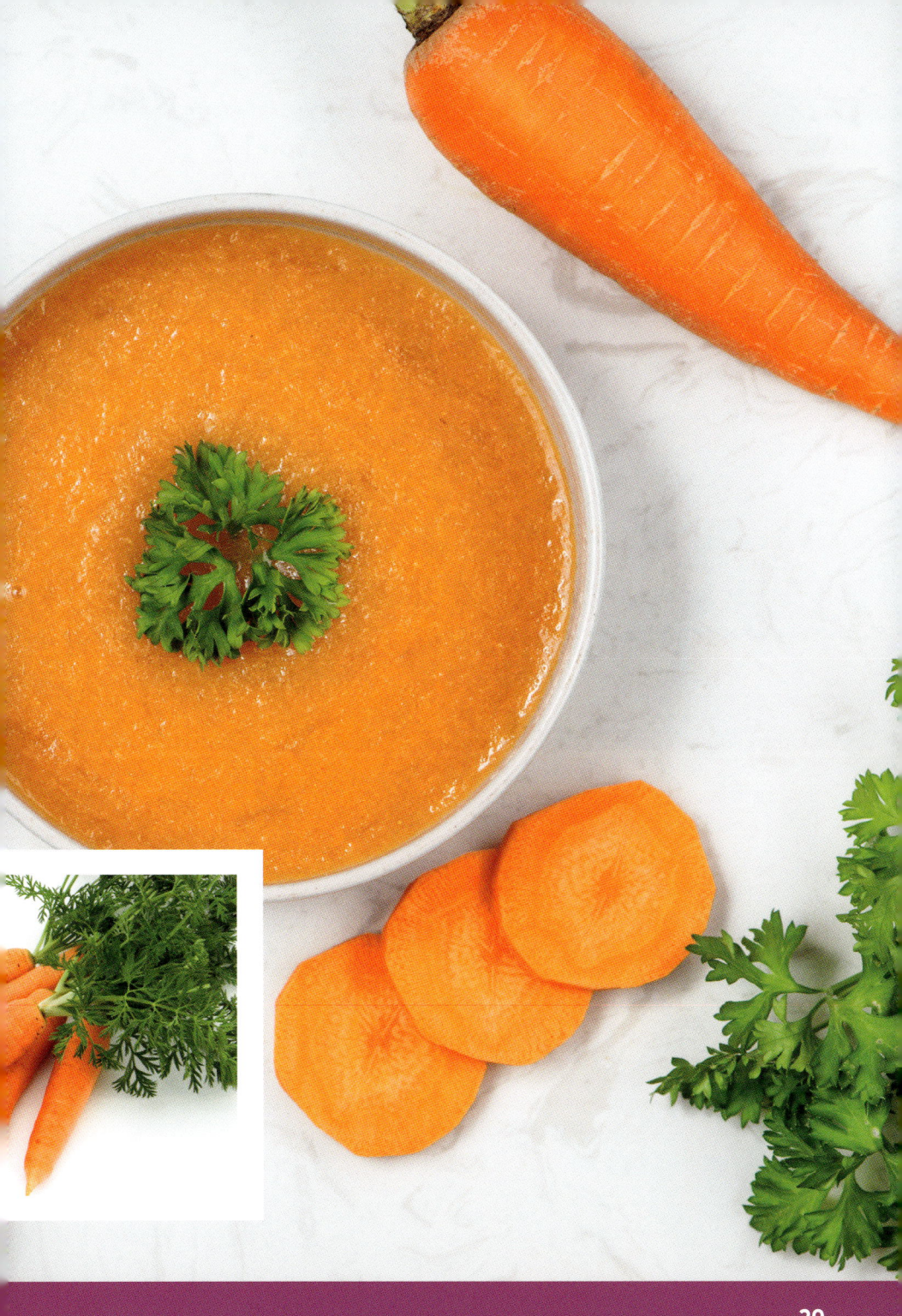

MANGO-SHAKE

½ Mango

300 ml Wasser

1 TL Sonnenblumen- oder Rapsöl

5 EL (gehäuft) Shake-Pulver

1. Die Mangohälfte schälen und in kleine Stücke schneiden.

2. Wasser, Öl, Shake-Pulver und Mangostücke in einen Hochleistungsmixer geben und auf höchster Stufe zu einem cremigen Shake verarbeiten.

3. In ein Glas füllen und sofort genießen.

TIPP:

Die exotische Frucht versüßt den leckeren Slim Shake auf natürliche Weise. Mangos sind reich an wertvollen Vitaminen und Mineralstoffen und dürfen daher in einer gesunden Ernährung nicht fehlen. Da sie nachreifen, empfehlen wir dir, beim Einkauf auf unreife Mangos zurückzugreifen oder sie zeitnah zu verzehren.

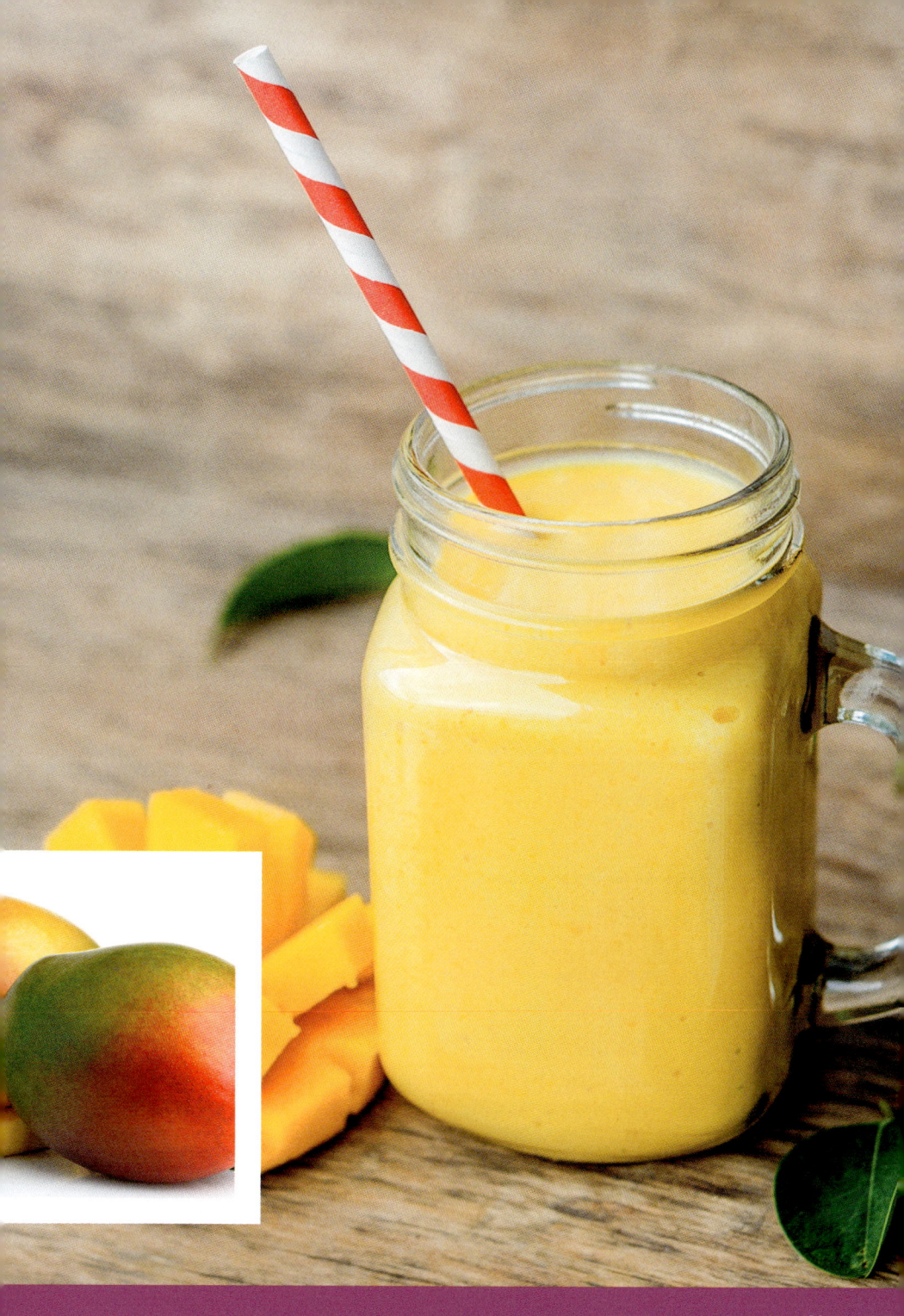

BANANEN-SHAKE

1 Banane

300 ml Wasser

1 TL Sonnenblumen-
oder Rapsöl

5 EL (gehäuft)
Shake-Pulver

1. Die Banane schälen und klein schneiden.

2. Bananenstücke, Wasser, Öl und Shake-Pulver in einen Hochleistungsmixer geben und auf höchster Stufe zu einem cremigen Shake verarbeiten.

3. In ein Glas füllen und sofort genießen.

TIPP:
Für einen besonders aromatischen Bananen-Shake kannst du zusätzlich ½ TL Zimt unter-rühren. Würzig, herb und etwas süß - das einzigartige Aroma von Zimt schmeckt nicht nur in der Weihnachtszeit. Zimt gilt als eines der ältesten Gewürze und wird in der Heilkun-de für seine positiven Eigenschaften auf den menschlichen Körper geschätzt.

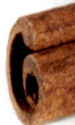

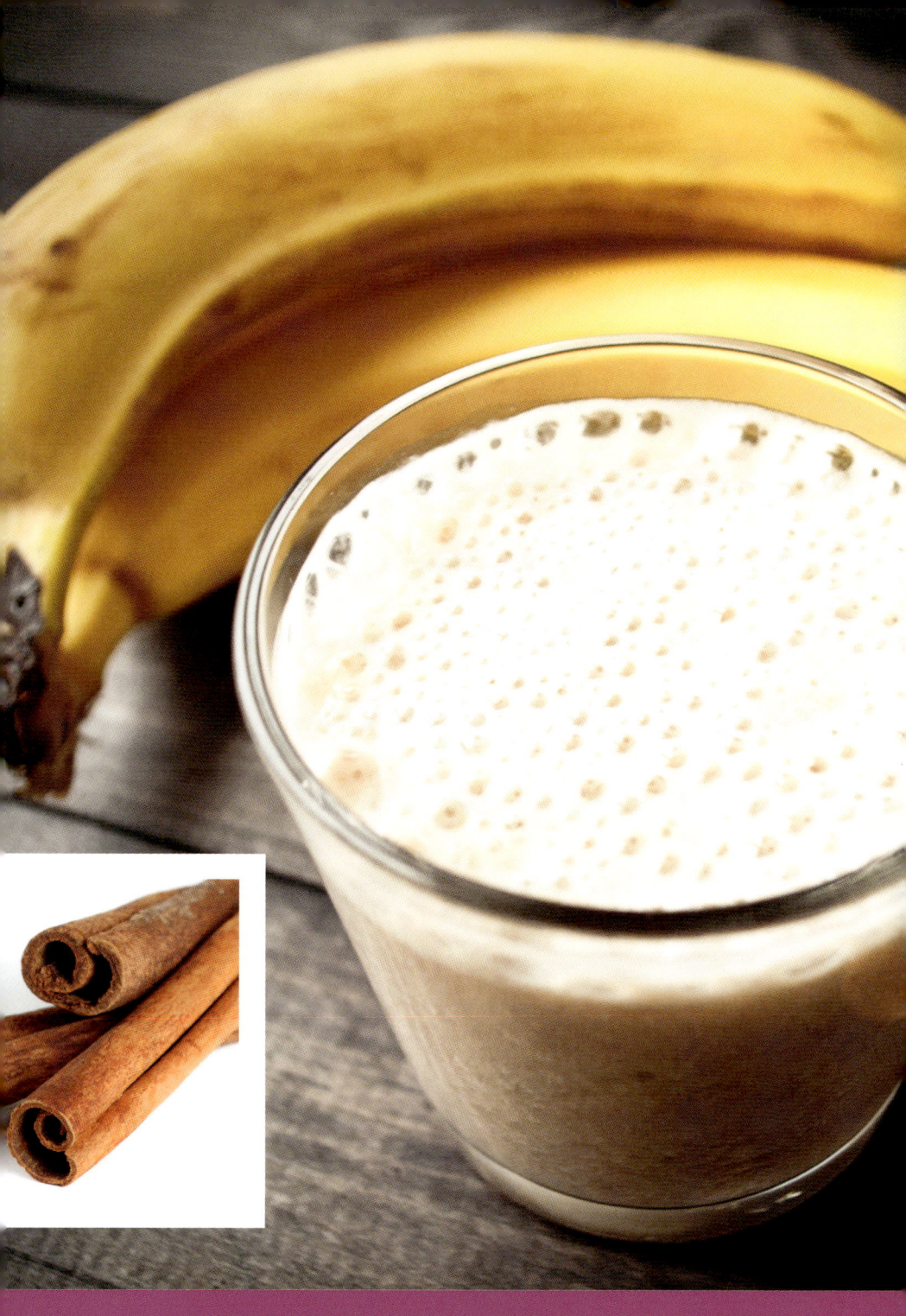

HIMBEER-SHAKE

6 EL Himbeeren

300 ml Wasser

1 TL Sonnenblumen-
oder Rapsöl

5 EL (gehäuft)
Shake-Pulver

1 EL Mandelmus

1. Die Himbeeren waschen und auf Küchenpapier abtropfen lassen.

2. Wasser, Pflanzenöl, Shake-Pulver, Himbeeren und Mandelmus in einen Hochleistungsmixer geben und auf höchster Stufe zu einem cremigen Shake verarbeiten.

3. In ein Glas füllen und sofort genießen. Nach Belieben mit zusätzlichen frischen Himbeeren garnieren.

TIPP:

Im Handel werden frische Himbeeren mittlerweile ganzjährig angeboten. Frische Himbeeren aus der Region erhältst du zwischen Juni und August. Aber auch tiefgefrorene Himbeeren enthalten noch alle Nährstoffe, denn sie werden direkt nach der Ernte schockgefrostet.

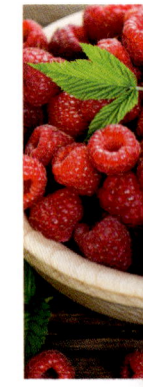

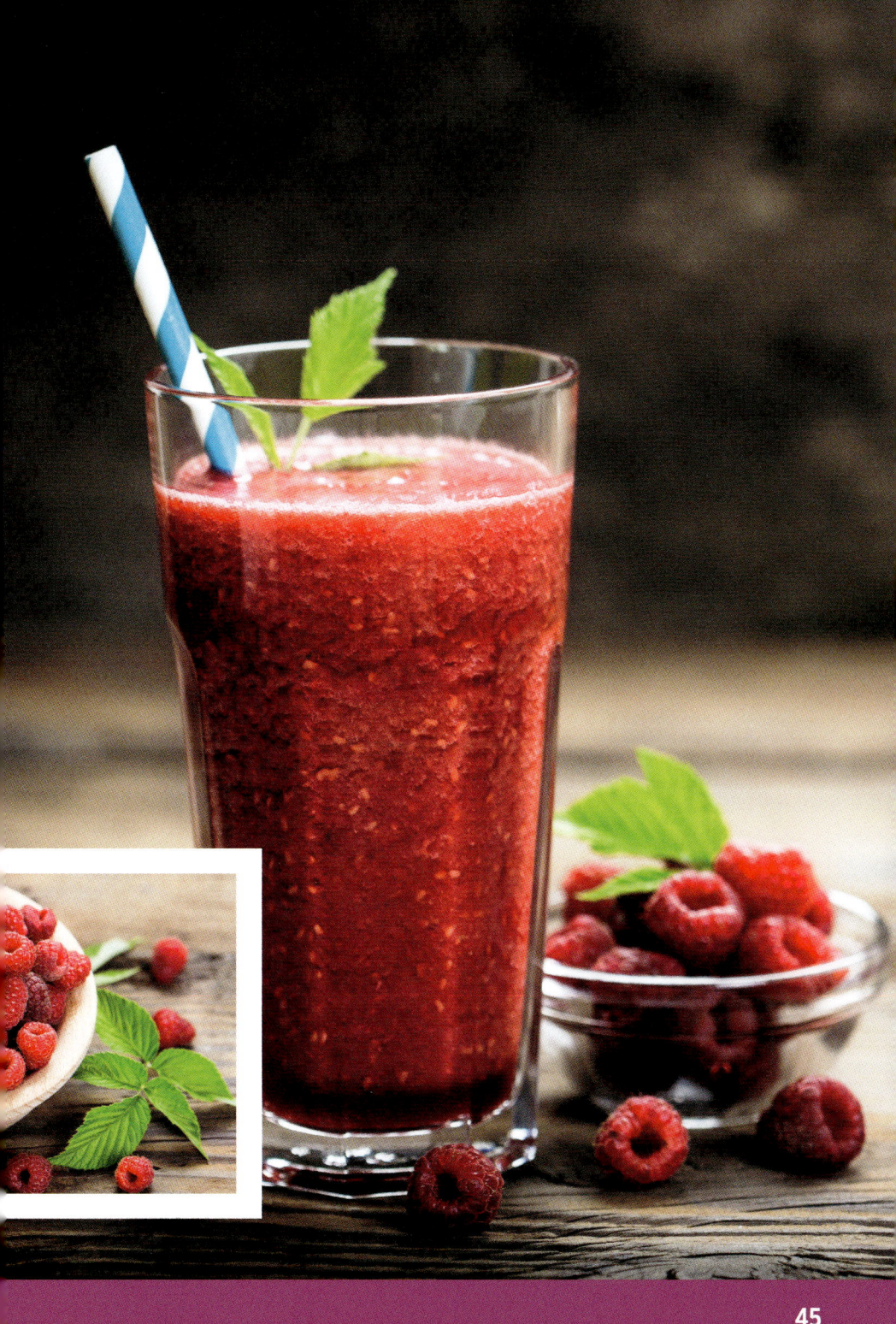

ROTE-BETE-BASILIKUM-SHAKE

12 Blätter Basilikum

300 ml Wasser

1 TL Sonnenblumen-
oder Rapsöl

5 EL (gehäuft)
Shake-Pulver

100 ml Rote-Bete-
Saft

1. Die Basilikumblätter waschen und trocken schütteln.

2. Wasser, Pflanzenöl, Shake-Pulver, Rote-Bete-Saft und Basilikum in einen Hochleistungsmixer geben und auf höchster Stufe zu einem cremigen Shake verarbeiten.

3. In ein Glas füllen und sofort genießen.

TIPP:
Die innen tiefrote Knolle ist eine wahre Nährstoffbombe! Rote Bete punktet mit wertvollen Vitaminen und ist zugleich besonders kohlenhydratarm. Wer abnehmen möchte, kann diese vielseitige Wunderknolle somit guten Gewissens genießen. Auch in unserem Slim Shake macht sie eine tolle Figur.

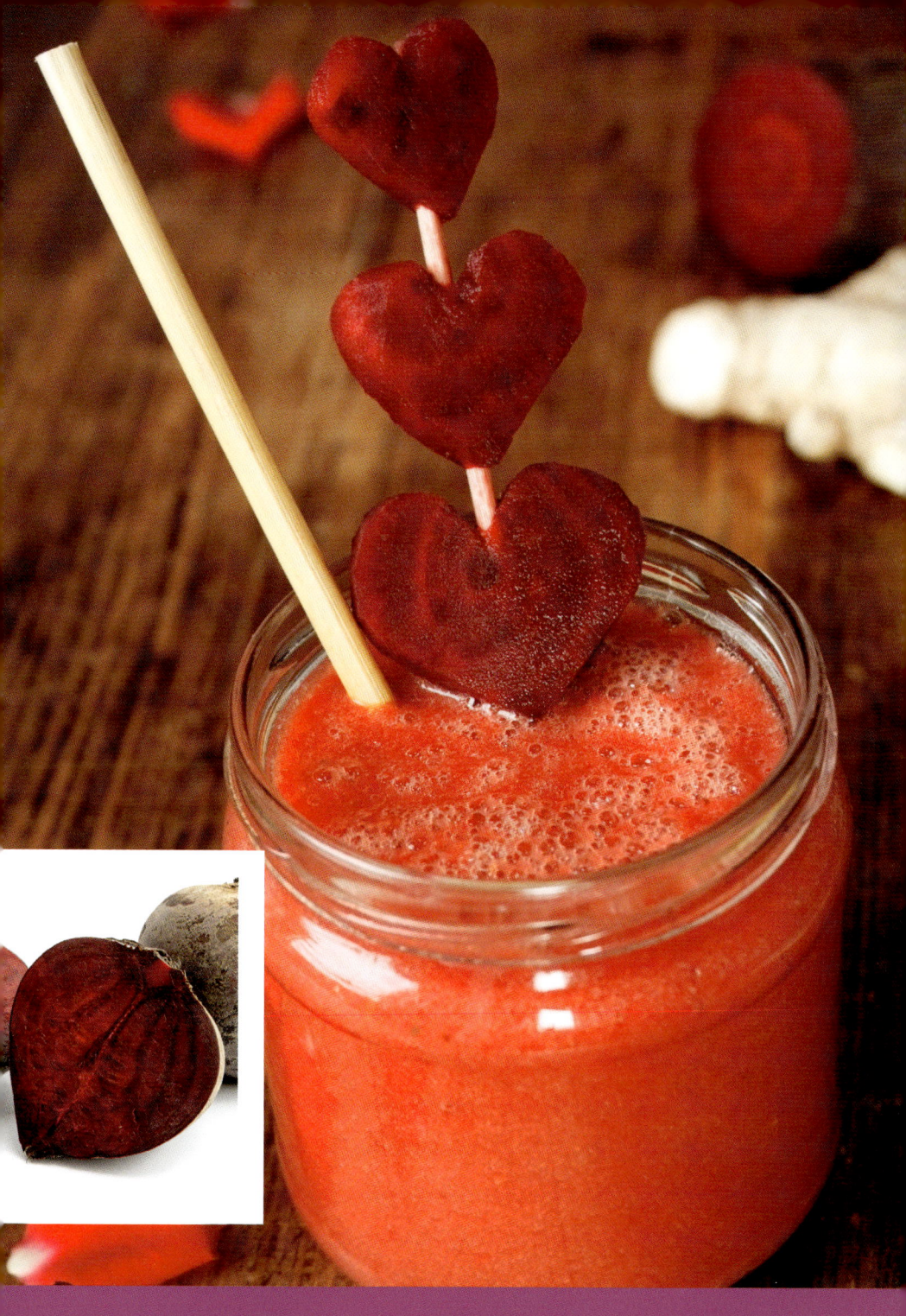

WOCHE 2

Weiter geht's!

WOW, DU HAST DIE ERSTE WOCHE BEREITS ERFOLGREICH GEMEISTERT! WIR SIND SEHR STOLZ AUF DICH!

Wie ist es dir ergangen? Hattest du Schwierigkeiten, dich an den Ernährungsplan zu halten, oder ist dir die Umstellung ganz leicht gefallen?
Lass die erste Woche noch einmal Revue passieren und schaffe neue Vorsätze für die zweite Woche. Wir begleiten und unterstützen dich dabei!

IN DER ZWEITEN WOCHE ERWARTET DICH FOLGENDES:

SCHRITT 1: TIPPS ZU DEINEM SLIM SHAKE
- Ersetze täglich zwei Mahlzeiten durch einen Slim Shake, um im Rahmen einer kalorienarmen Ernährung dein Gewicht zu reduzieren.

SCHRITT 2: CHEAT DAY
- Heute kannst du alles genießen.

SCHRITT 3: DESHALB SOLLTEST DU SELBST KOCHEN
- Frische Zutaten und Inhaltsstoffe
- Bewusst und schnell essen – so einfach ist das.

SCHRITT 4: DEINE DAILY ROUTINE
- Gehe täglich mindestens 20 Minuten spazieren.

In der ersten Woche hast du gelernt, wie du deinen Körper richtig vermessen kannst. Das regelmäßige Messen ist ein tolle Möglichkeit, deinen Erfolg sichtbar zu machen. Solltest du dich am Morgen deines Cheat Days noch nicht gemessen haben, ist jetzt eine gute Gelegenheit, dies nachzuholen. Wie viel hat sich bereits in den ersten sieben Tagen verändert? Finde es jetzt heraus!

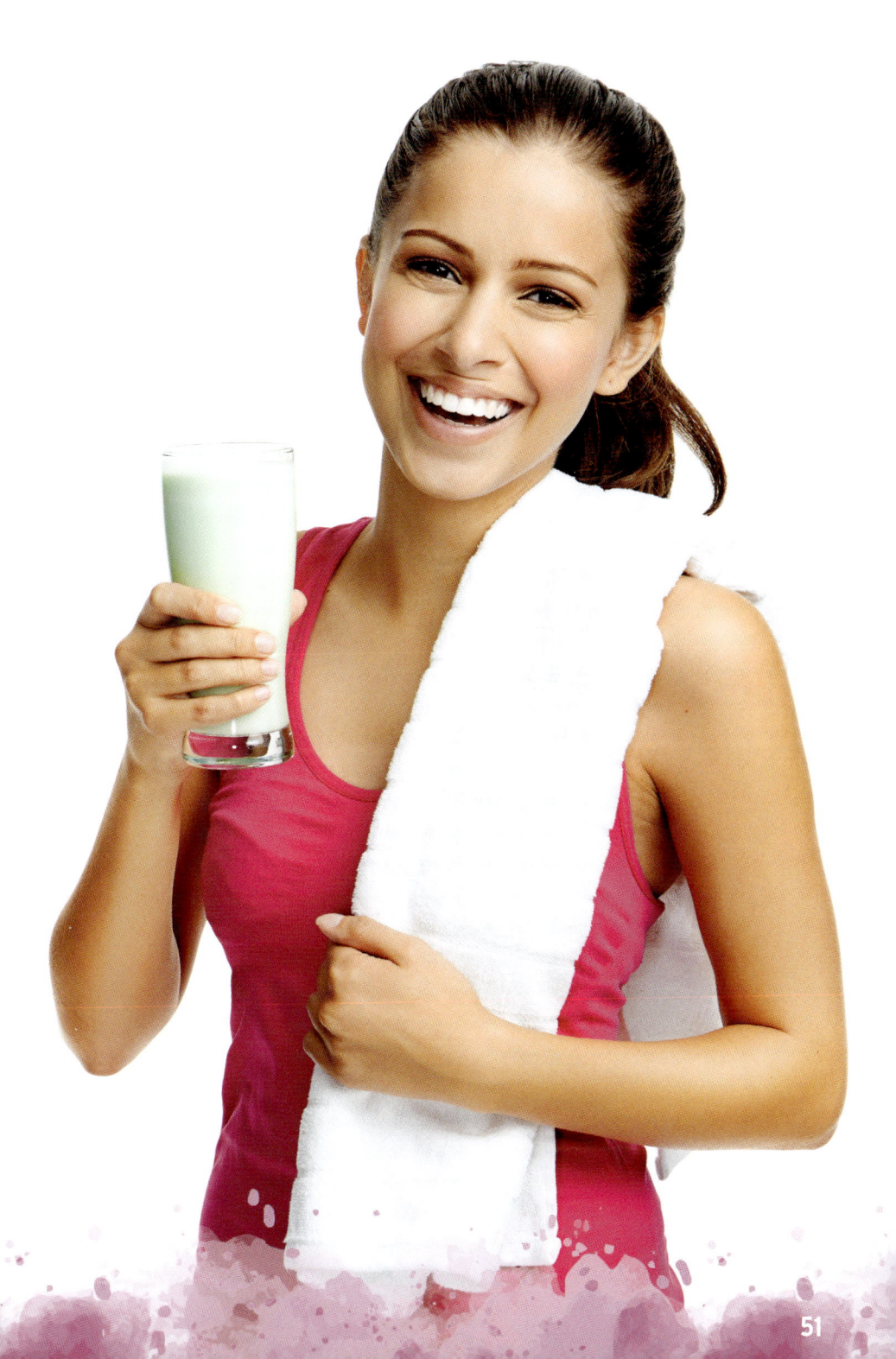

SCHRITT 1: TIPPS ZU DEINEM SLIM SHAKE

Du fühlst dich wohl mit deinem Slim Shake? Dann kannst du in der zweiten Woche nicht nur eine, sondern bereits zwei Mahlzeiten täglich durch den Slim Shake ersetzen und so in Verbindung mit einer kalorienarmen Ernährung dein Gewicht reduzieren. Sei jedoch weiterhin achtsam und höre auf deinen Körper. Außerdem ist es wichtig, dass du deinem Körper täglich ausreichend Flüssigkeit zuführst! Genieße zum Beispiel ungesüßten Tee oder stilles Mineralwasser. Auf zuckerhaltige Getränke solltest du verzichten.

Wenn du möchtest, kannst du dich darüber hinaus weiterhin an das innovative BodyChange®-Ernährungskonzept halten – das ist allerdings kein Muss.

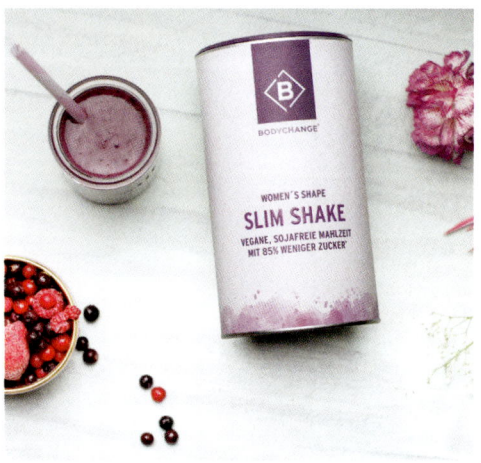
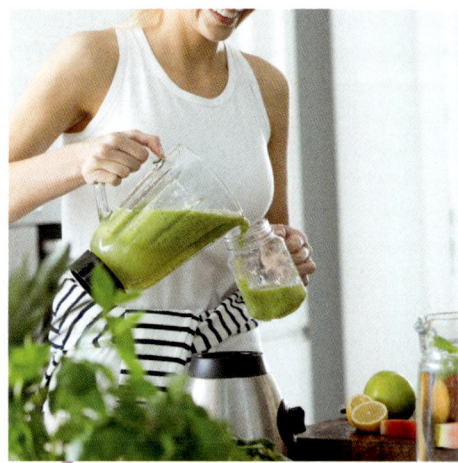

SCHRITT 2: DEIN CHEAT DAY

Lass dir an einem Tag in der Woche schmecken, was dein Herz begehrt! Es kann dir helfen, konsequent zu bleiben, wenn du dir einmal pro Woche bewusst eine Auszeit nimmst und einen Cheat Day einlegst – am besten am Wochenende, damit du ihn ausgiebig allein oder mit Freunden genießen kannst.

„GENIESSEN UND MOTIVIERT BLEIBEN: ISS DAS, WORAUF DU LUST HAST!" – DAS IST DAS CHEAT-DAY-MOTTO.
Genieße Croissants, Kuchen und andere Leckereien deiner Wahl. Triff dich zum Brunch oder entspanne bei Cappuccino und Kuchen mit Familie und Freunden. Lass dir all die Dinge schmecken, die du in der vergangenen Woche vielleicht vermisst hast. Denn nur wer weiß, dass einmal pro Woche auf nichts verzichtet werden muss, bleibt langfristig motiviert.

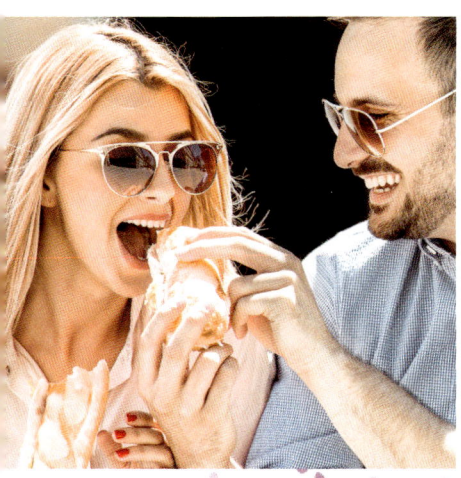

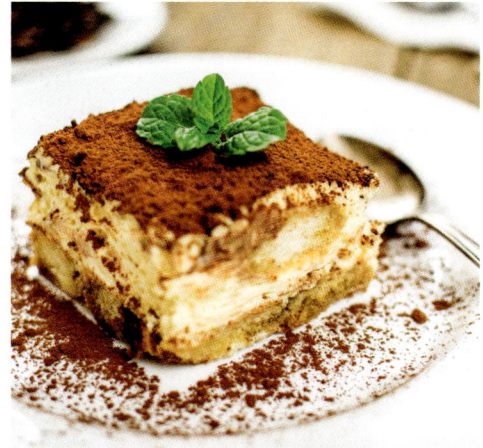

SCHRITT 3: DESHALB SOLLTEST DU SELBST KOCHEN

Wir alle wissen, dass selbst zubereitete Gerichte immer die beste Wahl sind. Doch warum ist das eigentlich so?

1. FRISCHE ZUTATEN

Viele berichten, dass ein gelungenes Essen vor allem frisch zubereitet werden sollte. Sie legen Wert auf qualitativ hochwertige Zutaten und schätzen es besonders, wenn Obst und Gemüse, aber auch Fisch und Fleisch aus der Region stammen.

Herauszufinden, welche Restaurants, Imbissketten oder Bäckereien tatsächlich diesem Anspruch gerecht werden, ist nicht immer leicht. Daher führt der einfachste Weg zu einem leckeren, frischen Gericht immer in die eigene Küche.

Ein besonderes Plus: Wer selbst kocht, hat nicht nur Einfluss auf die Art, sondern auch auf die Menge der Zutaten. Und wer weiß schon genau, wie viel Zucker tatsächlich in einer Portion versteckt ist, wenn diese nicht selbst gekocht wurde?

2. INHALTS- UND ZUSATZSTOFFE

Glücklicherweise wird auf chemische Zusätze wie Konservierungsstoffe, Geschmacks-verstärker sowie Farb- und Süßstoffe in einem ernährungsbewussten Umfeld immer mehr geachtet. Leider lässt sich aber nicht jeder Koch über die Schulter schauen, und so bleibt etwas Unsicherheit übrig. Und selbst was gesund aussieht, enthält oftmals mehr Salz, Zucker und schlechte Fette, als eine gesunde Ernährung verträgt. Auch hier gilt wieder: Wenn du selbst kochst, kannst du entscheiden, welche Zutaten verwendet werden, und entgehst so fiesen Dickmachern, denn künstliche Zusatzstoffe werden von unserem Körper nicht als Nährstoff erkannt und daher als Fett eingelagert!

3. DEIN EINKAUFSZETTEL

- ☐ Slim Shake
- ☐ Saisonales Obst
- ☐ Frisches Gemüse, z. B. Gurke, Karotten, Tomaten, Champignons ...
- ☐ Avocado
- ☐ Beeren, z. B. Himbeeren, Blaubeeren (auch tiefgefroren)
- ☐ Zitrusfrüchte, z.B. Orangen, Grapefruits, Zitronen
- ☐ Ingwer
- ☐ Kürbis
- ☐ Zucchini und Aubergine
- ☐ Spinat
- ☐ Salate, z. B. Feldsalat, Rucola, Romana

- ☐ Kohl, z. B. Grünkohl, Rotkohl, Wirsing, Blumenkohl, Rosenkohl, Brokkoli
- ☐ Frische Kräuter, Sprossen und Kresse
- ☐ Schalenfrüchte, z. B. Walnüsse, Mandeln, Cashews
- ☐ Nussmus, z. B. Mandel-, Haselnuss-, Erdnussmus
- ☐ Chia- und Leinsamen
- ☐ Zuckeralternativen, z. B. Xylit, Kokosblütenzucker, Agavendicksaft

- ☐ Kerne, z. B. Kürbis- und Sonnenblumenkerne
- ☐ Mehlalternativen, z. B. Kokos-, Mandel-, Buchweizenmehl
- ☐ Kuhmilchersatz, z. B. Kokosmilch, Mandeldrink
- ☐ Kalt gepresste Öle, z. B. Oliven-, Kokos-, Sesamöl
- ☐ Zartbitterschokolade (mind. 70 % Kakaoanteil)
- ☐ Gewürze, z. B. Zimt, Kurkuma, Cayennepfeffer
- ☐ Entöltes Kakaopulver

MAHLZEITEN SCHNELL ZUBEREITEN – SO EINFACH IST DAS

Was tun, wenn uns ein stressiger Tag, Verpflichtungen gegenüber Freunden und der Familie sowie hohe Anforderungen im Job einen Strich durch die Rechnung machen? Auch wenn wir dir grundsätzlich ans Herz legen, selbst zu kochen, wissen wir natürlich, dass das im Alltag nicht immer möglich ist.

Wir zeigen dir daher clevere Alternativen, die dir helfen, dein Ziel zu erreichen, ohne täglich stundenlang am Herd zu stehen.

1. SLIM SHAKE

Der BodyChange® Slim Shake ist immer die perfekte Wahl, wenn es mal wieder schnell gehen muss. Er lässt sich nicht nur im Nu zubereiten, sondern schmeckt auch noch super! Die enthaltenen Nährstoffe machen dich satt und vermeiden quälende Heißhungerattacken. Außerdem kannst du ihn bequem im praktischen BodyChange®-Shaker genießen und überallhin mitnehmen! Egal, ob morgens auf dem Weg zur Arbeit oder mittags im Büro – das Ersetzen von zwei Hauptmahlzeiten täglich durch den Slim Shake kann dir im Rahmen einer kalorienarmen Ernährung helfen, deine Traumfigur zu erreichen. Hungern ist nicht nötig!

2. MEAL PREP

Der Begriff „Meal Prep" ist dir sicherlich schon einmal über den Weg gelaufen. Er bedeutet schlichtweg, Gerichte in größerer Menge bereits – etwa am Wochenende – vorzubereiten und so zu portionieren, dass es für mehrere einzelne Mahlzeiten reicht.

Einige Fitnessliebhaber und Figurbewusste schwören darauf, am Sonntagabend Essensportionen für die gesamte Woche vorzubereiten. Wenn jeden Tag das Gleiche auf dem Teller landet, kann von einer ausgewogenen, vielseitigen Ernährung allerdings nicht mehr die Rede sein. Koche stattdessen abends einfach die doppelte Portion – so ist nicht nur dein Abendessen abgedeckt, sondern auch gleich das Mittagessen für den nächsten Tag.

3. PREMIUM-FERTIGGERICHTE

Viele berichten, dass zwar der Wille für eine bewusste, ausgewogene Ernährung vorhanden ist, der Aufwand aber viel zu groß erscheint. Deshalb wollen wir dich mit BodyChange® auf dem Weg zu deinem Ziel unterstützen.

Die Premium-Fertiggerichte von BodyChange® LUNCH sind bereits fertig für dich zubereitet und müssen vor dem Servieren nur noch erhitzt werden. Gleichzeitig legen wir viel Wert darauf, alle wichtigen Nährstoffe zu erhalten und ein Gericht zu kreieren, das dich geschmacklich und inhaltlich überzeugt.

Alle leckeren BodyChange® LUNCH Gerichte findest du unter: shop.bodychange.de

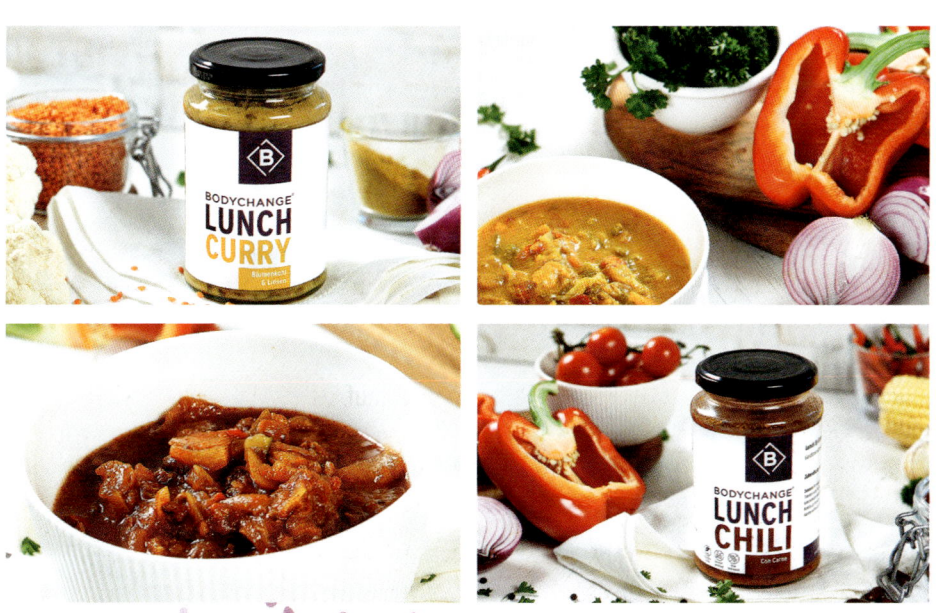

SCHRITT 4: DEINE DAILY ROUTINE

GEHE TÄGLICH MINDESTENS 20 MINUTEN SPAZIEREN

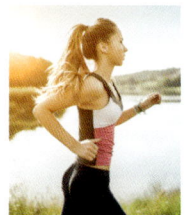

BEWEGUNG: Durch Bewegung aktivieren wir unser Herz, mehr Blut strömt durch den Körper, und wir erhöhen so unseren Grundumsatz. Bewegung wirkt zusätzlich entspannend auf das vegetative Nervensystem, lässt uns besser schlafen und besser regenerieren. Wer aktiv ist, steigert sein Selbstwertgefühl und hat die perfekte Ausstrahlung.

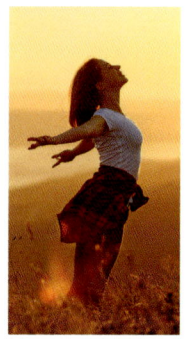

LICHT: Bereits wenige Sonnenstrahlen machen gute Laune, stimmen uns optimistisch und haben eine positive Wirkung auf unseren Körper. Ultraviolette Strahlen des Sonnenlichts regen die körpereigene Produktion von Vitamin D an, aktivieren die Atmung und verbessern die Durchblutung und den Stoffwechsel. Sonnenlicht senkt den Blutdruck und den Cholesterinspiegel und unterstützt das Immunsystem. Sonne und Licht heben durch die vermehrte Endorphinausschüttung die Stimmung, entspannen uns und erhöhen die Lebensfreude.

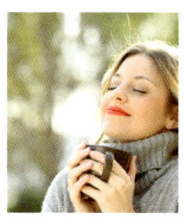

SAUERSTOFF: Sauerstoff ist die Quelle aller wichtigen Vitalprozesse in deinem Körper. Wir könnten wochenlang ohne feste Speisen, einige Tage ohne Wasser, aber nur wenige Minuten ohne Sauerstoff auskommen. Luft und Sauerstoff machen uns vital, leistungsfähig und verbessern die psychische Belastbarkeit. Raus in die Natur heißt für uns ganz einfach: Power und Lebensenergie.

Tu dir einfach mal was Gutes!

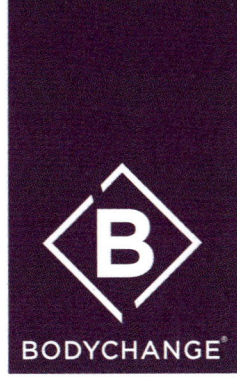

BODYCHANGE®

WOCHE 3

Dranbleiben

Heute beginnt bereits die dritte Woche, und damit hast du die Halbzeit deines Slim-Shake-Coachings bald erreicht! Ist das nicht ein tolles Gefühl? Das ist der richtige Moment, um dir einmal selbst kräftig auf die Schulter zu klopfen!

Wir nehmen dich weiterhin an die Hand und gehen mit dir den Weg zu deiner Traumfigur.

Du fühlst dich weiterhin richtig gut mit deinem BodyChange® Slim Shake? Dann kannst du auch in der dritten Woche zwei Hauptmahlzeiten täglich im Rahmen einer kalorienarmen Ernährung durch den Slim Shake ersetzen.

IN DER DRITTEN WOCHE ERWARTET DICH FOLGENDES:

SLIM SHAKE
- Ersetze täglich zwei Mahlzeiten durch einen Slim Shake, um im Rahmen einer kalorienarmen Ernährung dein Gewicht zu reduzieren.

SCHRITT 1: DIE WICHTIGSTEN TIPPS ZUM ABNEHMEN
- So geht's
- Das solltest du vermeiden.

SCHRITT 2: WAS TUN, WENN DIE KILOS NICHT MEHR PURZELN?
- Deshalb ist es normal, wenn dein Gewicht stagniert.
- Das kannst du dagegen tun.

SCHRITT 3: DEINE DAILY ROUTINE
- So kannst du Achtsamkeit entwickeln.

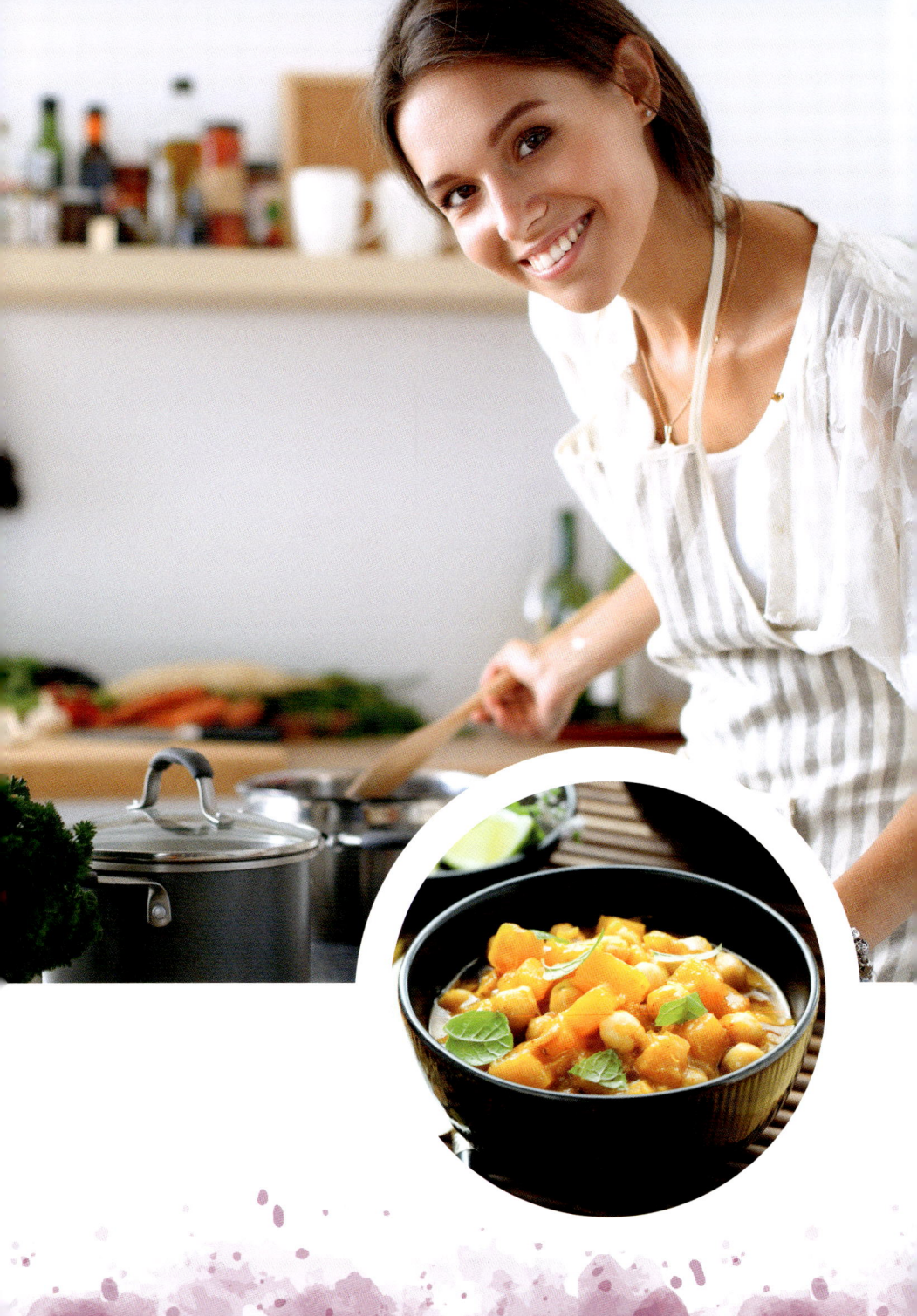

SCHRITT 1: DIE WICHTIGSTEN TIPPS ZUM ABNEHMEN

1. KONSEQUENZ

Je genauer du dich an das Ernährungskonzept hältst, desto sensationeller werden deine Ergebnisse sein. Deine Disziplin wird belohnt!

2. EIN CHEAT DAY PRO WOCHE

An deinem Cheat Day darfst und sollst du essen und trinken, was dein Herz begehrt. An diesem Tag kannst du all die Dinge genießen, die du in der Woche vielleicht vermisst hast. Am besten eignet sich hierzu ein Tag am Wochenende, den du mit Freunden oder der Familie genießen kannst.

3. ISS DREI BIS VIER MAHLZEITEN AM TAG

Wir empfehlen, drei oder vier Mahlzeiten täglich zu essen, wobei du zwei Mahlzeiten durch deinen Slim Shake ersetzt, um im Rahmen einer kalorienarmen Ernährung abzunehmen. Hungern verlangsamt den Stoffwechsel und hilft dir nicht beim Abnehmen.

4. WIEGE DICH EINMAL PRO WOCHE

Wiege dich nur einmal pro Woche nüchtern am Morgen deines Cheat Days. Mache es dir zur lieben Gewohnheit, dich nach dem Wiegen auch zu messen und zu fotografieren und die Werte in deinen Erfolgstracker einzutragen.

5. BEWEGE DICH

Geh so oft wie möglich in die Natur, nimm das Fahrrad statt den Bus oder die Treppe statt den Aufzug – schon 20 Minuten dynamische Bewegung täglich sind ausreichend. Dein Körper wird es dir danken! Bewegung wirkt nicht nur entspannend auf Körper und Geist, sondern kann darüber hinaus deine Körperhaltung verbessern und das Selbstwertgefühl steigern.

6. VERMEIDE FOLGENDE FEHLER:

1. ZU WENIG WASSER TRINKEN
Unsere Empfehlung: Trinke ca. drei Liter stilles Wasser am Tag.

2. ZU WENIG PROTEINE ESSEN
Unsere Empfehlung: Starte den Tag am besten direkt mit einem proteinreichen Gericht oder deinem Slim Shake.

3. ZU WENIG GUTE KOHLENHYDRATE ESSEN
Unsere Empfehlung: Iss täglich Gemüse und Hülsenfrüchte, wie Erbsen, Bohnen und Linsen. Hülsenfrüchte haben einen hohen Eiweißgehalt und enthalten Kohlenhydrate, die unser Körper gut verwerten kann. Zudem schmecken sie gut und machen richtig satt.

4. ZU VIEL SALZ ESSEN
Unsere Empfehlung: Verwende naturbelassenes Salz sehr sparsam und würze dein Essen stattdessen mit leckeren Gewürzen und frischen Kräutern.

5. ZU SPÄT FRÜHSTÜCKEN
Unsere Empfehlung: Du solltest am besten direkt nach dem Aufstehen frühstücken. Gleich, wenn der Wecker klingelt, kannst du ein paar Nüsse oder Kokoschips essen, um die Zeit bis zum Frühstück zu überbrücken.

7. GIB FRISCHEN NAHRUNGSMITTELN DEN VORZUG UND VERZICHTE AUF VERARBEITETE LEBENSMITTEL SOWIE FERTIGPRODUKTE

Wenn du natürliche Lebensmittel isst, wirst du merken, dass das tolle Auswirkungen auf deine Figur und auch auf deine Gesundheit haben kann.

Wir empfehlen dir eine natürliche Ernährungsform, die eine gesunde Gewichtsabnahme, eine höhere Leistungsfähigkeit, eine schnellere Regeneration und ein starkes Immunsystem garantiert.

UNSERE EMPFEHLUNG:
- Kaufe natürliche Lebensmittel auf Basis des Ernährungskonzeptes.
- Gib unverarbeiteten Lebensmitteln den Vorzug.
- Kaufe regionale Bioprodukte, wenn es dir möglich ist.
- Trinke stilles, natürliches Mineralwasser.
- Würze mit naturbelassenem, unraffiniertem Salz, z. B. Meersalz oder Himalajasalz.

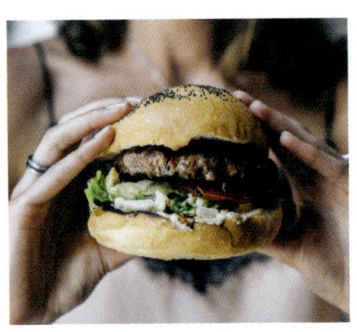
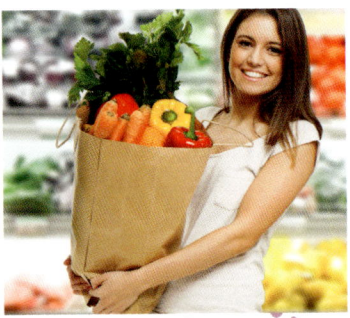
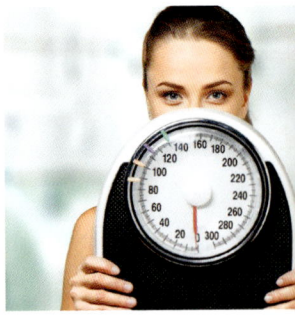

8. VERMEIDE STRESS

Immer häufiger geraten wir im modernen und hektischen Alltag unter Leistungsdruck: volle Terminkalender, wichtige To-Do's in der Arbeit und Verpflichtungen gegenüber Freunden und der Familie können Auslöser für Stress im Alltag sein. Da wir uns diesen Auslösern beinahe alltäglich gegenübersehen, leben viele Menschen heute in einem dauerhaften Stresszustand.

Nicht selten jedoch steigert Stress den Heißhunger auf Süßes und Fettiges. Grund dafür ist, dass der Körper im Stresszustand vermehrt Energie verbraucht, welche wiederum am schnellsten aus Zucker und Fett gewonnen werden kann. Die Lust auf Schokolade, Chips und Co. steigt. Allerdings kann die zusätzliche Kalorienzufuhr den Erfolg beim Abnehmen beeinträchtigen.

UNSERE EMPFEHLUNG:

- Bewegung hilft. Leichte sportliche Aktivitäten wie z. B. Laufen, Spazierengehen oder Radfahren sind ideal für deine Entspannung.
- Lenk dich ab. Lies beispielsweise ein Buch oder triff dich mit guten Freunden im Café.
- Atme bewusst und sei achtsam. Schließe die Augen und atme fünfmal bewusst tief ein und aus. Lausche deinem Atem und nimm deinen Körper ganz genau wahr.
- Reden hilft. Telefoniere zum Beispiel mal wieder mit einer guten Freundin.

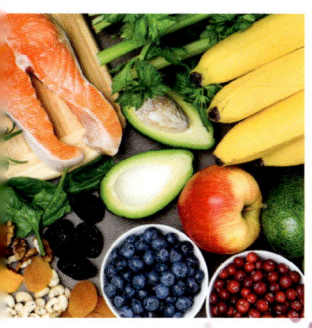
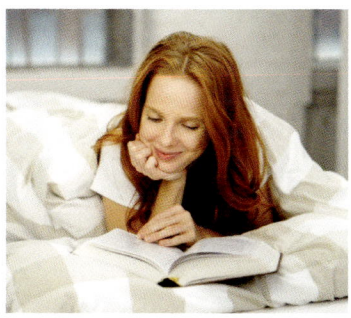
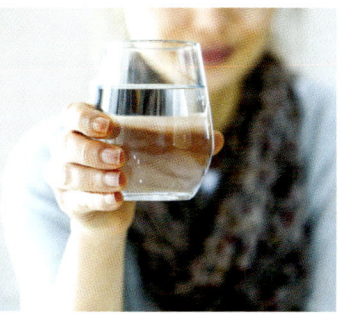

9. SORGE FÜR AUSREICHEND SCHLAF

Eine ausreichende Erholung und genügend Schlaf sind wichtig, damit sich der Körper regenerieren kann und leistungsfähig bleibt. Wir sollten grundsätzlich versuchen, zwischen sieben und acht Stunden zu schlafen. Denn: Wer zu wenig schläft, riskiert schlechte Laune, eine geringere Stressresistenz und kürzere Konzentrationsphasen. Wir sind schlichtweg zu müde, um die Dinge zu tun, die uns wichtig sind. Was vor allem darunter leiden kann, ist eine gesunde, ausgewogene Ernährung. Schlafmangel und Müdigkeit führen zu Trägheit und Bequemlichkeit und können dich dazu verleiten, zu ungesundem Fast Food und Fertiggerichten zu greifen, anstatt selbst den Kochlöffel zu schwingen. Denn dazu fehlt dann einfach die Kraft!

UNSERE EMPFEHLUNG:

- Achte darauf, zeitig zu Bett zu gehen, damit du mindestens acht Stunden Schlaf erhältst.
- Kein TV- oder PC-Konsum unmitelbar vor dem Schlafengehen
- Keine üppige Mahlzeit kurz vor dem Schlafengehen – aber auch nicht hungrig zu Bett gehen
- In kompletter Dunkelheit schlafen
- Keine Wecker mit leuchtendem Display im Zimmer
- Kein intensives Training kurz vor dem Schlafen

SCHRITT 2: WAS TUN, WENN DIE KILOS NICHT MEHR PURZELN?

Eine Gewichtsabnahme verläuft nie gleichmäßig, sondern stets in Wellen oder Schüben. Oft erreicht sie nach einiger Zeit ein Plateau – und du hast das Gefühl, der Zeiger auf der Waage scheint festgefroren zu sein. Es kommt nicht selten vor, dass sich einige Tage lang scheinbar gar nichts verändert.

Doch das ist vollkommen normal und erfordert etwas Durchhaltevermögen. Lass dich davon nicht verunsichern und sei nicht enttäuscht! Wenn wir einmal darüber nachdenken, über welchen Zeitraum hinweg überschüssige Kilos entstanden sind, sind ein halbes bis ein abgenommenes Kilo in sieben Tagen schon ein sehr gutes Ergebnis.

Der Körper benötigt Zeit, um sich auf die gesunde Ernährung und die Veränderungen in deinen Essgewohnheiten einzustellen, und die Waage bildet diese Umstellung häufig nicht ideal ab. Wenn die Kilos nicht mehr dahinschmelzen, ändern sich womöglich trotzdem deine Körperkonturen – und auch das ist ein toller Erfolg!

ÜBRIGENS: Frauen kämpfen nach dem Eisprung häufig mit erhöhten Wassereinlagerungen. Aus diesem Grund können Messungen des Körpergewichts und des Bauchumfangs ca. zehn Tage vor Beginn der Periode zyklusbedingt verfälscht sein.

SCHRITT 3: DEINE DAILY ROUTINE

ACHTSAMKEIT ENTWICKELN

Dieses kleine Morgenritual kann dir dabei helfen, dich auf einen erfolgreichen und glücklichen Tag einzustellen. Nutze deine Daily Routine ganz bewusst als Zeit, die nur dir allein gehört. Dadurch gewinnst du Abstand zu deinem Alltag und Dingen, von denen du dich vielleicht gestresst oder unter Druck gesetzt fühlst.

UND DAS ERWARTET DICH DIESE WOCHE:

1. Stehe auf und spüle Gesicht, Hals und Unterarme mit kaltem Wasser ab.
2. Putze dir anschließend die Zähne.
3. Fülle ein großes Glas mit stillem Wasser und trinke es schluckweise genüsslich aus.
4. Anschließend schließt du für einen Moment die Augen, atmest dreimal tief ein und aus und lächelst ganz bewusst.
5. Denke außerdem an drei Dinge, auf die du dich heute freust.

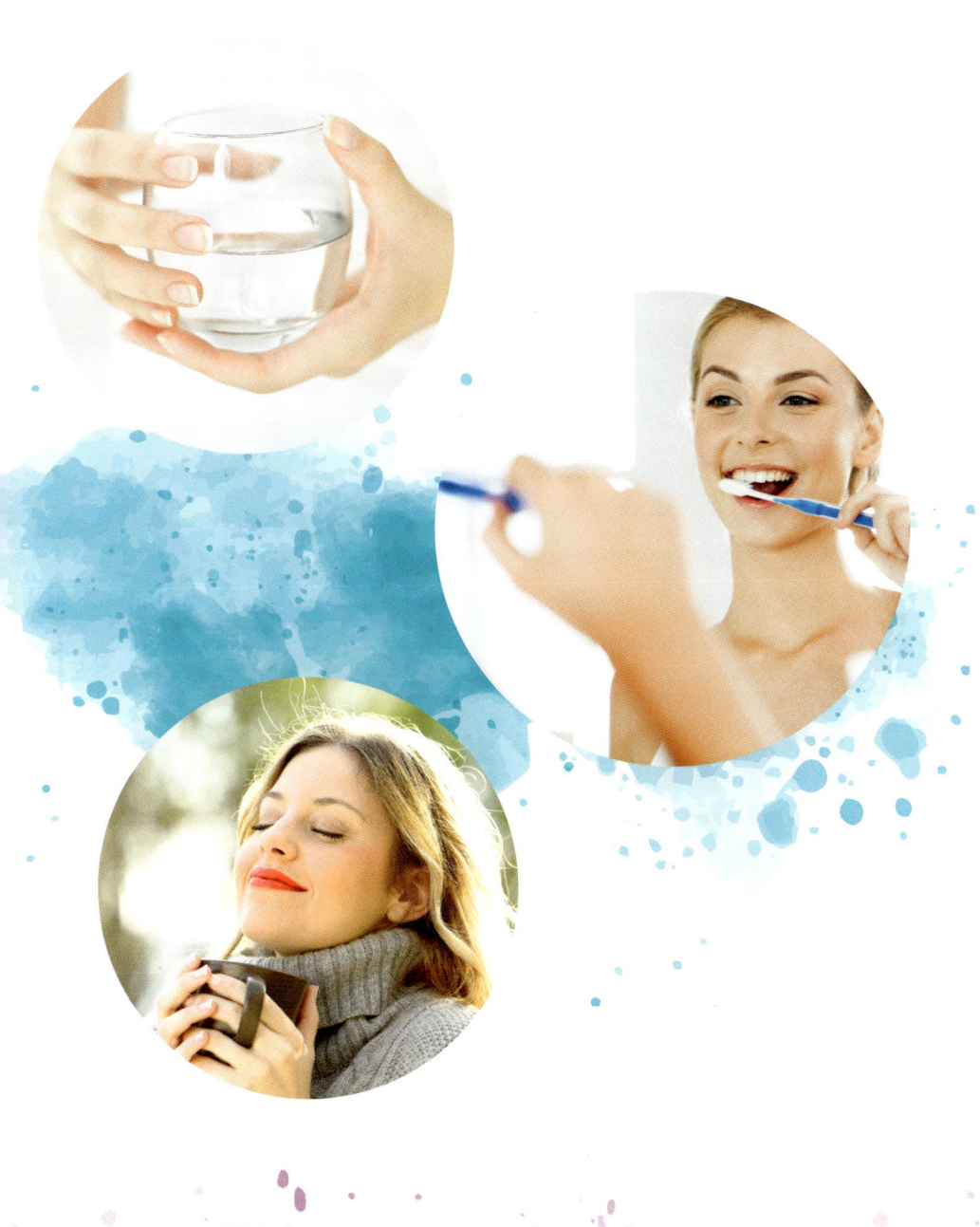

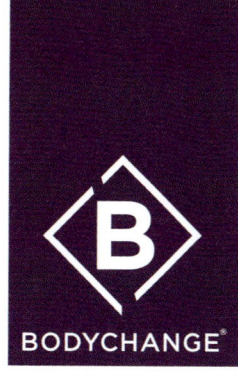

WOCHE 4

Bald ist es geschafft!

Hey, du hast bereits die Hälfte deines Slim-Shake-Coachings erfolgreich gemeistert! Das ist ein Grund zum Feiern – oder?

Mittlerweile fällt es dir vielleicht schon gar nicht mehr schwer, zwei Hauptmahlzeiten täglich durch den Slim Shake zu ersetzen, denn du hast erkannt, wie herrlich vielseitig und wie schnell er sich zubereiten und variieren lässt!

Auch in der vierten Woche ersetzt du weiterhin zwei Hauptmahlzeiten täglich durch einen Slim Shake und achtest darauf, täglich mindestens drei Liter stilles Wasser zu trinken.

IN DER VIERTEN WOCHE ERWARTET DICH FOLGENDES:

SLIM SHAKE
- Ersetze täglich zwei Mahlzeiten durch einen Slim Shake, um im Rahmen einer kalorienarmen Ernährung dein Gewicht zu reduzieren.

SCHRITT 1: UNSERE LEBENSMITTEL-HIGHLIGHTS
- Grüner Tee
- Zimt
- Kokosöl

SCHRITT 2: DESHALB MEIDEN WIR GETREIDE UND ZUCKER
- Diese Alternativen kannst du mit gutem Gewissen genießen.

SCHRITT 3: DEINE DAILY ROUTINE
- Liebe dich selbst!

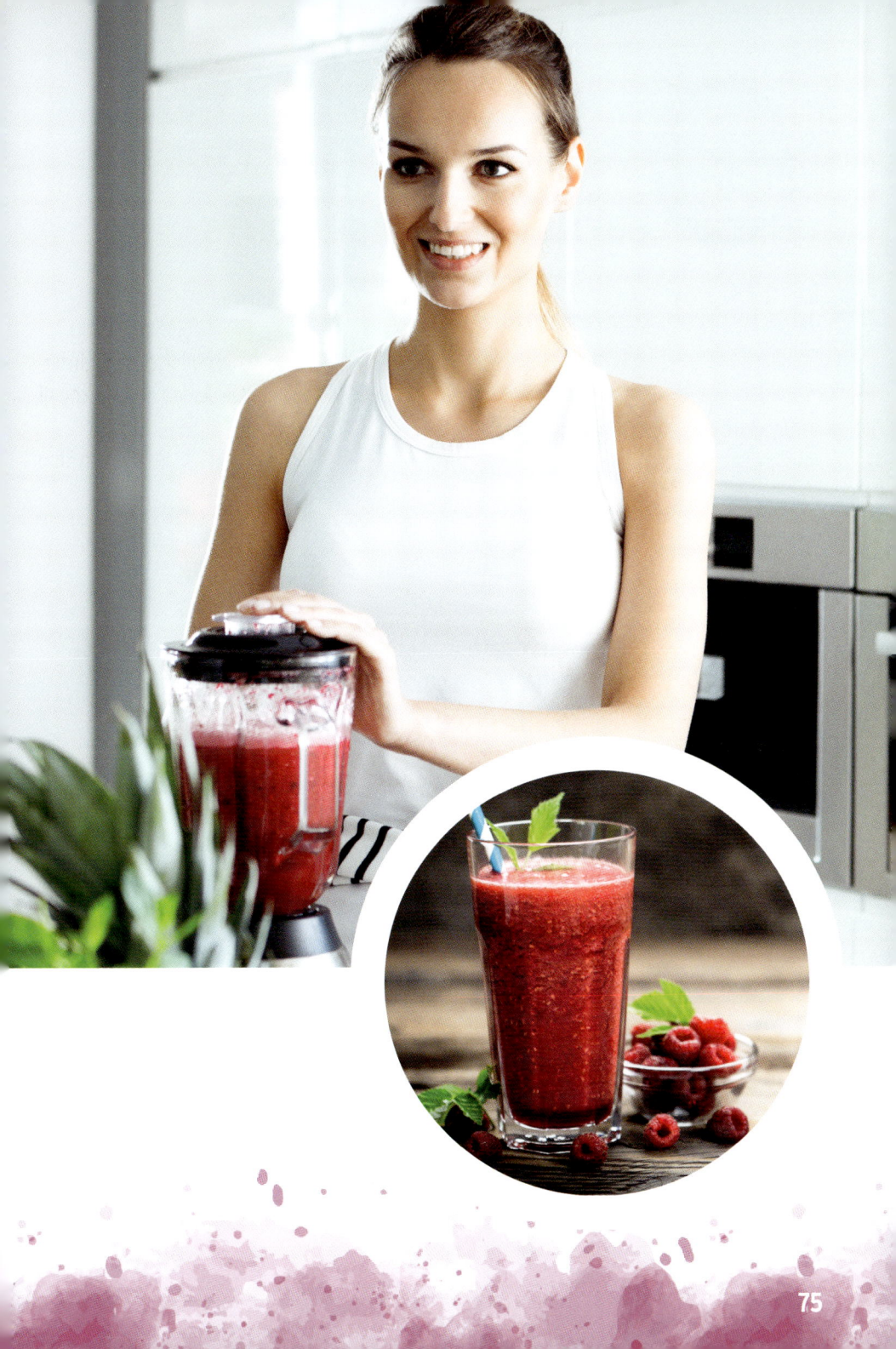

SCHRITT 1:
UNSERE LEBENSMITTEL-HIGHLIGHTS

GRÜNTEE

Bereits vor Tausenden Jahren nutzten die Chinesen die pflanzlichen Wirkstoffe und Aromen des grünen Tees für Körper und Seele. Und auch wir sind von Grüntee begeistert! Er überzeugt uns nicht nur aufgrund seines herrlich-aromatischen Geschmacks. Viele berichten außerdem, dass das Trinken von Tee eine beruhigende und entspannende Wirkung auf sie hat. Darüber hinaus kann grüner Tee den Geschmack nach dem Essen neutralisieren und so dem nächsten Heißhunger vorbeugen.
Achte beim Kauf von Grüntee auf 100 % biologischen Anbau, da einige Sorten mit Pestiziden belastet sein können. So sorgst du für einen wohltuenden Genussmoment!

ZIMT

Zimt – egal, ob gemahlen oder als Stange – ist nicht nur zur Weihnachtszeit ein beliebtes Gewürz. Es wird besonders aufgrund seines hocharomatischen, süßlichen Geschmacks geschätzt und verleiht Getränken sowie Gerichten eine besondere Note. Wenn du dir also den Kaffee- oder Tee-Genuss versüßen möchtest, empfehlen wir dir, anstelle von Kristallzucker und Sirup auf Zimt zurückzugreifen und dir seine süßenden Eigenschaften zunutze zu machen! Auch dein Slim Shake schmeckt mit etwas Zimt besonders lecker.

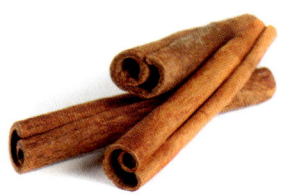
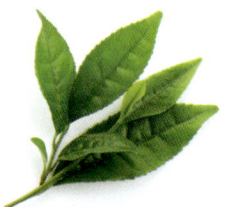
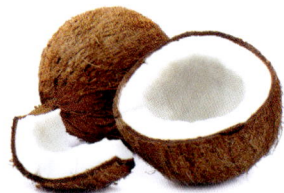

KOKOSÖL

Dass sich unter der harten Schale der tropischen Frucht zahlreiche Nährstoffe verbergen, ist bereits seit einiger Zeit bekannt. Gerade Kokosöl enthält wertvolle Spurenelemente und Vitamine, welche es zu einem beliebten Allroundtalent machen: für die Haar- oder Körperpflege, zur Reinigung oder für die Anwendung in der Küche.

Kokosöl gehört übrigens zur Gruppe der mittelkettigen Fettsäuren. Im Gegensatz zu langkettigen Fettsäuren werden sie von unserem Körper schneller aufgespalten und in Energie umgewandelt. Wir sind daher rasch satt und verspüren weniger Heißhunger, denn mittelkettige Fettsäuren halten unseren Blutzuckerspiegel konstant und lassen ihn nach dem Verzehr einer leckeren Mahlzeit nicht in die Höhe schießen.
Darüber hinaus zeigen Studien, dass Kokosöl den Stoffwechsel anregt und den Grundumsatz erhöht.

UNSERE EMPFEHLUNG:
Wir empfehlen, morgens eine Tasse grünen Tee oder Kaffee zu genießen und 1 Esslöffel Kokosöl hineinzurühren. So startest du energiegeladen in den Tag und kannst unangenehmen Heißhungerattacken vorbeugen.

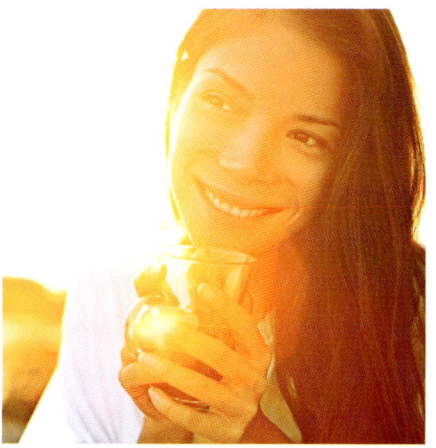

SCHRITT 2: DESHALB MEIDEN WIR GETREIDE UND ZUCKER

1. GETREIDE

Die meisten Menschen lieben Getreide in jeder Form: Brot, Pizza, Pasta, Gebäck – davon können wir kaum genug bekommen! Ein übermäßiger Genuss von Getreideprodukten kann jedoch schnell zu Übergewicht und gesundheitlichen Problemen führen. Der Grund sind kurzkettige Kohlenhydrate, die von unserem Körper sehr schnell in Zucker umgewandelt werden. Das ist zwar grundsätzlich nicht schlimm, da Zucker uns schnell als Energielieferant zur Verfügung steht. Jedoch bewegen wir uns im Alltag in den meisten Fällen nicht ausreichend, sodass die zugeführte Energie nicht verbrannt werden kann, sondern in Fett umgewandelt und gespeichert wird. Daher geben wir langkettigen Kohlenhydraten den Vorzug!

NIE WIEDER BROT, PASTA, PIZZA UND CO.?

Keine Sorge! Es gibt tolle Alternativen zu herkömmlichen Mehl- und Getreidesorten, die dem Gewohnten in Sachen Geschmackserlebnis in nichts nachstehen!
Aus Mandel-, Lein- und Linsenmehl lassen sich beispielsweise hervorragende Brote backen, die den gewohnten Lebensmitteln geschmacklich in nichts nachstehen!

Damit du während deiner Ernährungsumstellung auf nichts verzichten musst, haben wir köstliche Alternativen entwickelt, die du ganz einfach zubereiten und genießen kannst. Leckere Brotbackmischungen, italienisches Pizzamehl, herrliche Kuchenbackmischungen und Nudeln ohne Dickmacher. Auch auf dein morgendliches Müsli oder warme Pancakes musst du nun nicht mehr verzichten.

Das Geheimnis steckt in unseren cleveren Zutaten – lass dich überraschen!

2. ZUCKER

Während Zucker in den 1850er-Jahren noch als „weißes Gold" bezeichnet wurde und meist nur wohlhabenden Menschen zugänglich war, ist er heute für jeden frei verfügbar und außerdem billig. Im Durchschnitt isst jeder von uns bis zu 36 Kilo Zucker pro Jahr, das sind 100 Gramm am Tag! Der Grund: Zucker ist heutzutage in fast jedem industriell hergestellten Nahrungsmittel enthalten. Dabei gibt er sich nicht immer klar zu erkennen, denn auch hinter den Inhaltsstoffen Fructose, Dextrose, Maltose, Glukose, Melasse und anderen mehr versteckt sich nichts anderes als . . . Zucker!

Das wäre nicht weiter schlimm, wenn ein hoher Zuckerkonsum nicht schwerwiegende Folgen für unsere Gesundheit haben könnte. Einige Studien zeigen, dass ein häufiger Genuss der „süßen Sünde" unzählige Krankheiten wie z.B. Diabetes, Karies, Übergewicht, Herz-Kreislauf-Erkrankungen, Verdauungsprobleme sowie Müdigkeit, Antriebslosigkeit, Konzentrationsschwäche und vieles mehr begünstigen kann. Leider fällt es uns schwer, auf Zucker zu verzichten. Zum einen, weil er das Belohnungszentrum unseres Gehirns stimuliert, Glückshormone freisetzt und uns infolgedessen regelrecht abhängig macht. Zum anderen, weil uns das „weiße Gold" einfach gut schmeckt! Kuchen und süßes Gebäck, leckere Nachspeisen und klassische Süßigkeiten werden vor allem durch die Zugabe von Zucker so richtig schmackhaft. Doch es geht auch anders!

WIE KANN ICH OHNE ZUCKER BACKEN UND SÜSSEN?

Zuckerfrei backen und süßen ist leichter, als du denkst. Es gibt mittlerweile leckere Alternativen, die von Natur aus sehr süß sind und sich hervorragend als Zutat in Kuchen und Gebäck, kleinen Leckereien und Co. machen. Sie sind neben ihrem süßen Geschmack auch noch vorteilhaft für die Gesundheit. Wenn du die vielen Zuckeralternativen erst einmal kennst, wirst du bald keinen Grund mehr haben, auf weißen, raffinierten Haushaltszucker zurückzugreifen: Xylit (Birkenzucker), Kokosblütenzucker und Agavendicksaft sind nur eine kleine Auswahl vieler guter Zuckeralternativen.

SCHRITT 3: DEINE DAILY ROUTINE

LIEBE DICH SELBST!

In dieser Woche konzentrieren wir uns ganz bewusst auf das Thema „Selbstliebe".
Es ist besonders wichtig, dass du dich selbst, so wie du bist, respektierst und lieben lernst –
und zwar mit allen Ecken und Kanten. Erst dann kannst du wirklich 100 %ig mit dir und
deinem Körper zufrieden sein.
Mach das Gefühl, geliebt zu werden, nicht von anderen abhängig. Wenn du dich selbst lieben
kannst, bist du vollkommen frei und unabhängig. Du bist toll, so wie du bist!

DIESE TIPPS HELFEN DIR, EIN POSITIVES ICH-GEFÜHL ZU ENTWICKELN:

1. Liebe dich selbst. Es kann dir helfen, morgens nach dem Zähneputzen einen Blick in
   den Spiegel zu werfen und laut und deutlich zu sagen: „Ich liebe mich. Und ich kann
   besonders stolz auf mich sein, diesen Weg zu gehen."
2. Vergleiche dich nicht mit anderen, denn du kannst immer nur die zweitbeste Variante
   der Originale sein!
3. Schaffe einen positiven Umgang mit dir selbst. Sei nicht überkritisch und lerne, deine
   Fehler zu akzeptieren. Beim nächsten Mal kannst du es besser machen.
4. Halte dich aufrecht: Brust raus, Schultern zurück und zaubere dir ein Lächeln ins Gesicht!

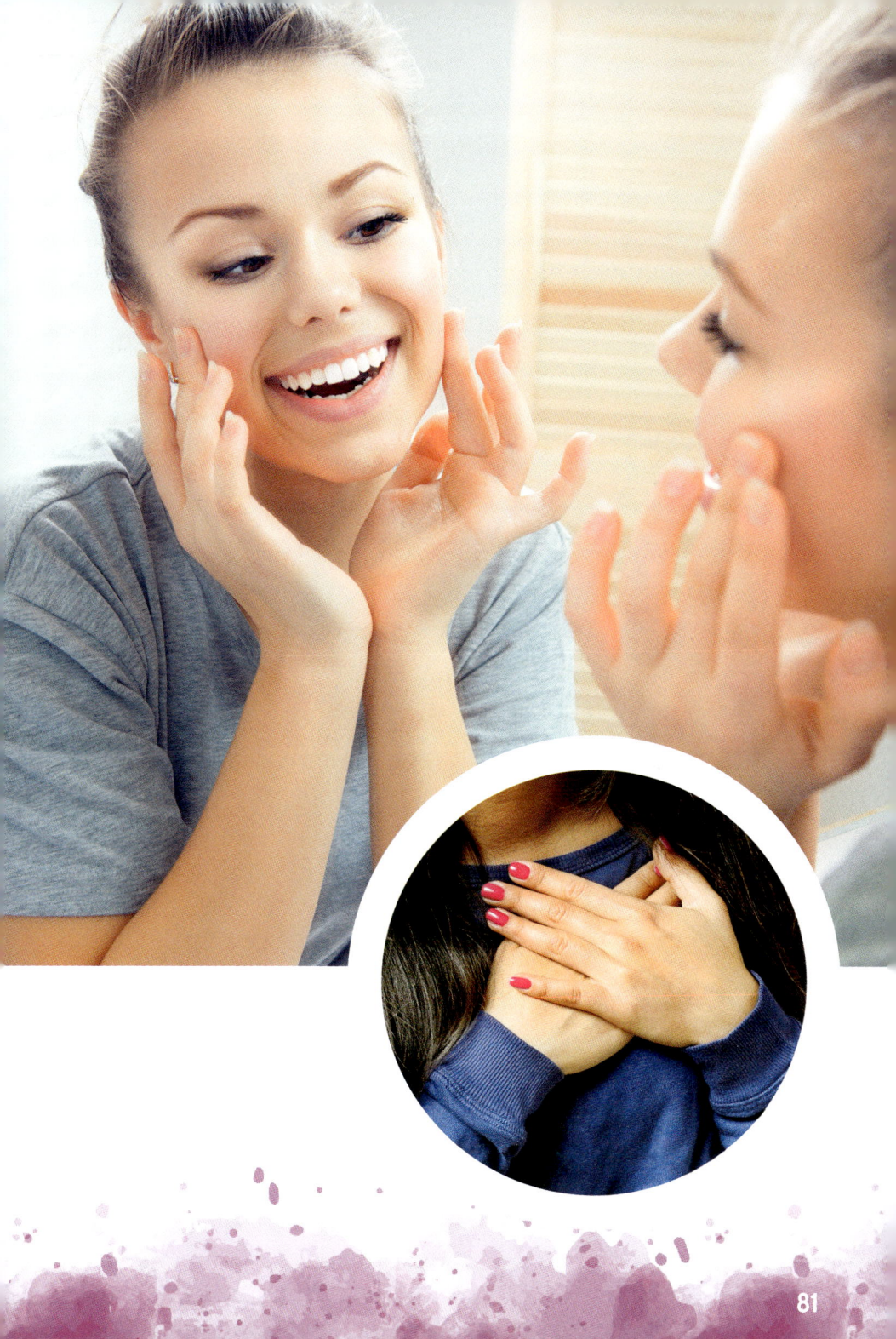

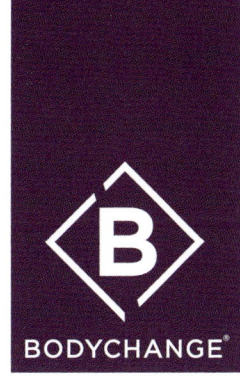

BODYCHANGE®

WOCHE 5

Endspurt

Das Ende deines Slim-Shake-Coachings rückt immer näher! Heute startest du bereits in die fünfte Woche – mehr als zwei Drittel hast du also bereits gemeistert. Das ist ein toller Erfolg, auf den du wirklich stolz sein kannst!

Vergiss nicht, auch weiterhin einmal pro Woche deine Maße und dein Gewicht zu notieren. Und damit dir auf der Zielgeraden nicht die Puste ausgeht, ist jetzt der richtige Zeitpunkt, noch einmal einen Blick auf deinen Vertrag mit dir selbst zu werfen und dir vor Augen zu führen, wie weit du bereits gekommen bist!

IN DER FÜNFTEN WOCHE ERWARTET DICH FOLGENDES:

SLIM SHAKE

- Ersetze täglich zwei Mahlzeiten durch einen Slim Shake, um im Rahmen einer kalorienarmen Ernährung dein Gewicht zu reduzieren.

SCHRITT 1: SO VERMEIDEST DU DEN JO-JO-EFFEKT

- So entsteht der Jo-Jo-Effekt.
- So kannst du ihn vermeiden.

SCHRITT 2: DESHALB IST WASSER SO WICHTIG FÜR DEINEN KÖRPER

- Wasser hilft beim Abnehmen.
- Wasser löscht nicht nur deinen Durst.

SCHRITT 3: DEINE DAILY ROUTINE

- Das Wenn-Dann-Spiel

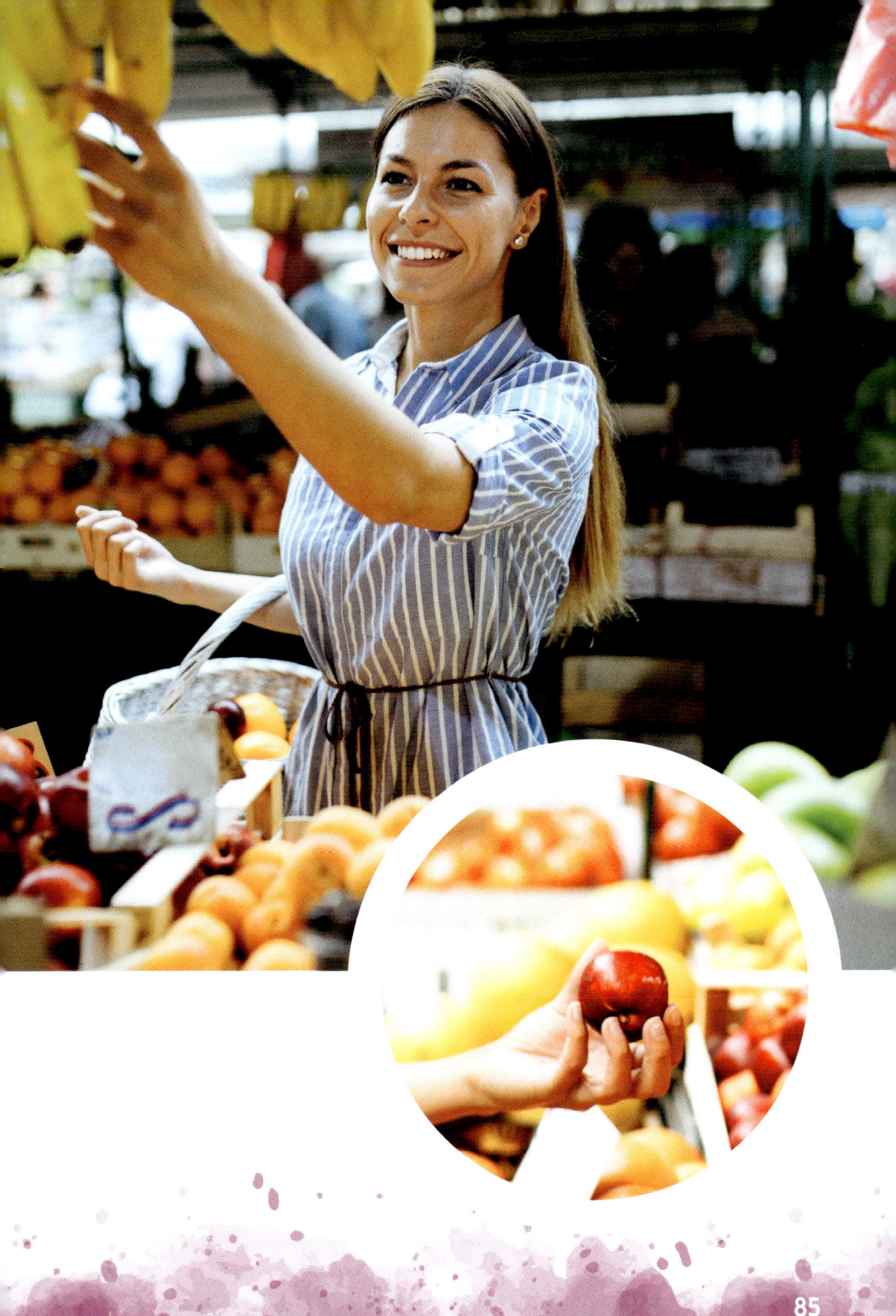

SCHRITT 1: SO VERMEIDEST DU DEN JO-JO-EFFEKT

Der Jo-Jo-Effekt ist dir bestimmt schon ein Begriff. Mit ihm bezeichnet man eine unerwünschte und schnelle Gewichtszunahme nach einer Diät, wobei das neue Gewicht oft höher ist als zu Beginn der Diät.

DOCH WIR HABEN EINE GUTE NACHRICHT FÜR DICH!

Dem Jo-Jo-Effekt kann man vorbeugen! Das Slim-Shake-Programm ist sogar genau darauf ausgelegt: dein Wunschgewicht langfristig zu halten!

DADURCH ENTSTEHT DER JO-JO-EFFEKT

Viele sind der Auffassung, dass sogenannte „Blitz-Diäten" für den Jo-Jo-Effekt verantwortlich sein können, bei denen mehrere Mahlzeiten auf ein Minimum reduziert oder sogar ganz ausgelassen werden. Haben wir unser Zielgewicht schließlich erreicht, genießen wir anstelle von Spatzenportionen wieder sättigende Mahlzeiten. Warum auch weiterhin hungern? Doch dieses Essverhalten kann den Jo-Jo-Effekt begünstigen, welcher aus diesem Grund oftmals nicht lange auf sich warten lässt.

Unser Körper weiß nämlich nicht, dass wir während der Diätphase absichtlich und quasi zu seinem Besten weniger essen – er interpretiert unsere Kalorieneinschränkung als bedrohliche Hungersnot, wodurch unser Stoffwechsel verlangsamt werden und der Grundumsatz sinken kann. Darum ist der Energiebedarf auch eine Weile nach der Diät noch sehr gering, und jede Kalorie zu viel kann sich alsbald auf der Hüfte niederlassen.

SO KANNST DU DEN JO-JO-EFFEKT VERHINDERN

Dieses Auf und Ab deines Körpergewichts lässt sich ganz einfach vermeiden, wenn deine Gewichtsabnahme mit einer grundsätzlichen Änderung der Lebensgewohnheiten verbunden ist. Dann steht deiner Traumfigur nichts mehr im Wege.

Aus diesem Grund empfehlen wir eine langfristige Ernährungsumstellung nach dem einfachen BodyChange®-Ernährungskonzept.

Außerdem ist es wichtig, dass du während deiner Abnehmphase auf nichts schmerzlich verzichten musst und dich im Rahmen einer kalorienarmen Ernährung immer satt isst. So lässt sich in vielen Fällen verhindern, dass der Energiebedarf sinkt. Auch der Cheat Day kommt an dieser Stelle wieder ins Spiel. Er kann deinem Körper zusätzlich signalisieren, dass er sich nicht in einer Hungersnot befindet, und kann verhindern, dass dir unkontrollierte Heißhungerattacken einen Strich durch die Rechnung machen.

BODYCHANGE® – DEIN LIFESTYLE

Mit unseren vielseitigen BodyChange®-Erfolgsprogrammen haben bereits Hunderttausende dauerhaft ihr Leben verändert. Sie haben nicht nur ihr Wunschgewicht erreicht, sie fühlen sich auch langfristig besser und gesünder und haben dadurch mehr Lebensfreude. Sie haben BodyChange® zu ihrem Lifestyle gemacht.

„Natürlich satt essen!" lautet unsere Devise. Wir haben ganz bewusst darauf geachtet, dass du während deiner Ernährungsumstellung keinen Mangel leiden musst. Ganz im Gegenteil. Bei BodyChange® sollst du dich ausreichend satt essen, ohne zu hungern, und darfst im Rahmen einer kalorienarmen Ernährung auch mal nach Herzenslust schlemmen. Wir wissen doch, wie wichtig es ist, mit Spaß bei der Sache zu sein. Und nur so kannst du dein Ziel, Gewicht zu verlieren, auch erfolgreich und auf Dauer in die Tat umsetzen.
Aus diesem Grund ist hier auch von einem „Lifestyle" die Rede und nicht von einer Diät. Unser Konzept soll dich im Alltag begleiten, dich bei der Ernährungsumstellung und der Integration der ersten kleinen Workout-Einheiten unterstützen. So schaffen wir neue Gewohnheiten, an die du dich auch nach Ende des 6-Wochen-Programms halten kannst und willst.

Auch danach begleiten wir dich und geben dir hilfreiche Tipps für deinen neuen, gesunden Alltag.

SCHRITT 2: DESHALB IST WASSER SO WICHTIG FÜR DEINEN KÖRPER

Wasser ist unser wahres Lebenselixier. Wer genug davon trinkt, kann Übergewicht vorbeugen und den Stoffwechsel aktivieren. Wir zeigen dir, was dahintersteckt.

WASSER HILFT BEIM ABNEHMEN

Wie zahlreiche Studien zeigen, hilft Wasser nachweislich beim Abnehmen. Wer vor einer Hauptmahlzeit ein großes Glas Wasser trinkt, isst anschließend weitaus weniger, da das Wasser den Magen bereits zum Teil gefüllt hat. Die Magenwandspannung signalisiert uns, dass nicht mehr viel gegessen werden muss.

Damit das Wasser von Raumtemperatur (kälter sollte es nicht sein) auf Körpertemperatur erwärmt werden kann, benötigt der Körper Energie in Form von Kalorien. Diese sogenannte Thermogenese lässt also buchstäblich deine Kilos purzeln!

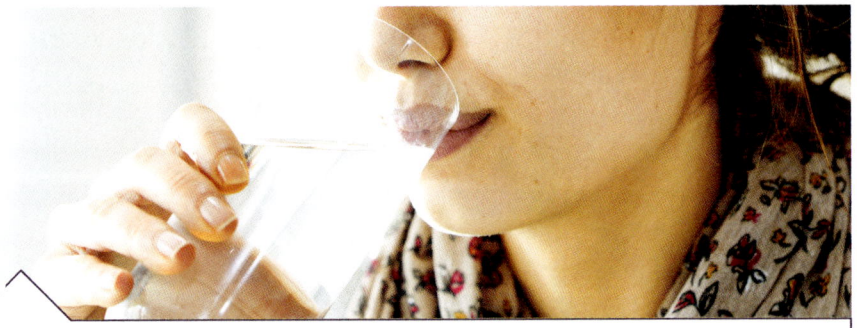

UNSERE EMPFEHLUNG:
Wir empfehlen dir, täglich bis zu drei Liter stilles, natürliches Mineralwasser zu genießen. Denn obwohl unser Körper zu über 70 % aus Wasser besteht, kann er es nicht speichern. Wer sich viel bewegt oder starkt schwitzt, scheidet besonders viel Wasser aus. Daher ist der Wasserbedarf bei Sportlern deutlich höher als bei Nichtsportlern.

WASSER LÖSCHT NICHT NUR DEN DURST

Dass Wasser nicht nur den Durst löscht, wurde bereits vielfach bewiesen. Es soll darüber hinaus den Stoffwechsel aktivieren und deinen Kreislauf in Schwung bringen! Zudem vermuten Wissenschaftler, dass Flüssigkeitszufuhr nach den Mahlzeiten wichtig ist, damit das blutzuckersenkende Hormon Insulin richtig arbeiten kann.

Wenn du möchtest, kannst du dein Wasser mit frischem Obst und allerlei Gemüse aufpeppen. Verwende beispielsweise frische Zitronenscheiben, Ingwer, Beeren oder Gurkenscheiben. So kannst du ein leckeres, fruchtiges Getränk genießen, vor allem im Sommer, verzichtest aber auf fiese Dickmacher wie Zucker und künstliche Aromen.

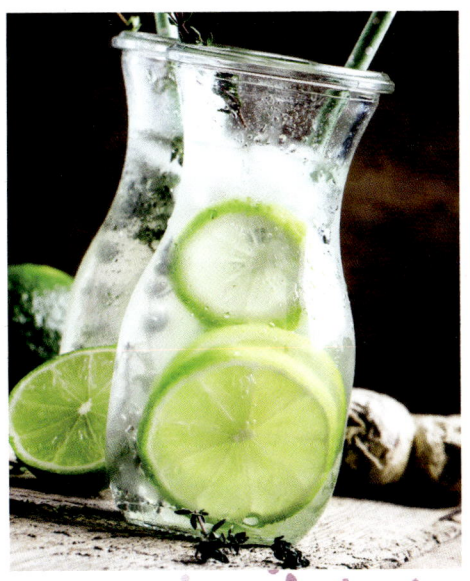
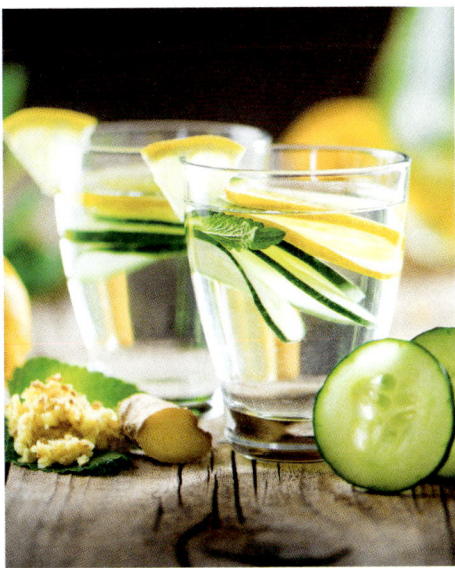

SCHRITT 3: DEINE DAILY ROUTINE

KENNST DU DAS WENN-DANN-SPIEL?

„WENN ich dieses oder jenes erreicht habe, DANN werde ich so richtig glücklich sein!"
„WENN endlich wieder Freitag ist und das Wochenende beginnt, DANN fühle ich mich wieder so richtig wohl!"
„WENN ich endlich … Kilo abgenommen habe, DANN kann ich mein Leben wieder genießen!"

Es ist wichtig, Ziele zu haben, die dich motivieren und anspornen. Allerdings solltest du dein Glück und Wohlbefinden niemals auf später verschieben! Denn genau JETZT ist der richtige Zeitpunkt, glücklich zu sein. Du lebst heute, jetzt, in diesem Moment, und erlebst daher auch deine Gefühle nur in diesem Augenblick.
Vollends glücklich zu sein ist daher kein Ziel für die Zukunft, sondern eine innere Einstellung. Ein glückliches Leben ist das Ergebnis vieler kleiner, scheinbar unbedeutender Momente, die jedoch in der Summe das wahre Glück ergeben. Du erlebst sie jeden Tag. Freue dich über all die schönen Momente, die du im Hier und Jetzt erleben darfst! Dankbarkeit ist eine unerschöpfliche Quelle der Zufriedenheit.

WENN du glücklich sein möchtest, DANN sei es!

DIESE TIPPS HELFEN DIR, ACHTSAM UND GLÜCKLICH ZU SEIN:

1. Steh auf und putz dir wie jeden Morgen die Zähne.
2. Anschließend genießt du ein großes Glas stilles, natürliches Mineralwasser, um den Stoffwechsel anzukurbeln.
3. Tagsüber bemühst du dich, jeden Moment ganz bewusst zu erleben. Welche Menschen umgeben dich? Wie fühlst du dich?
4. Lass deine Gefühle und Gedanken abends Revue passieren und notiere dir fünf Dinge, die dich heute besonders glücklich gemacht haben.

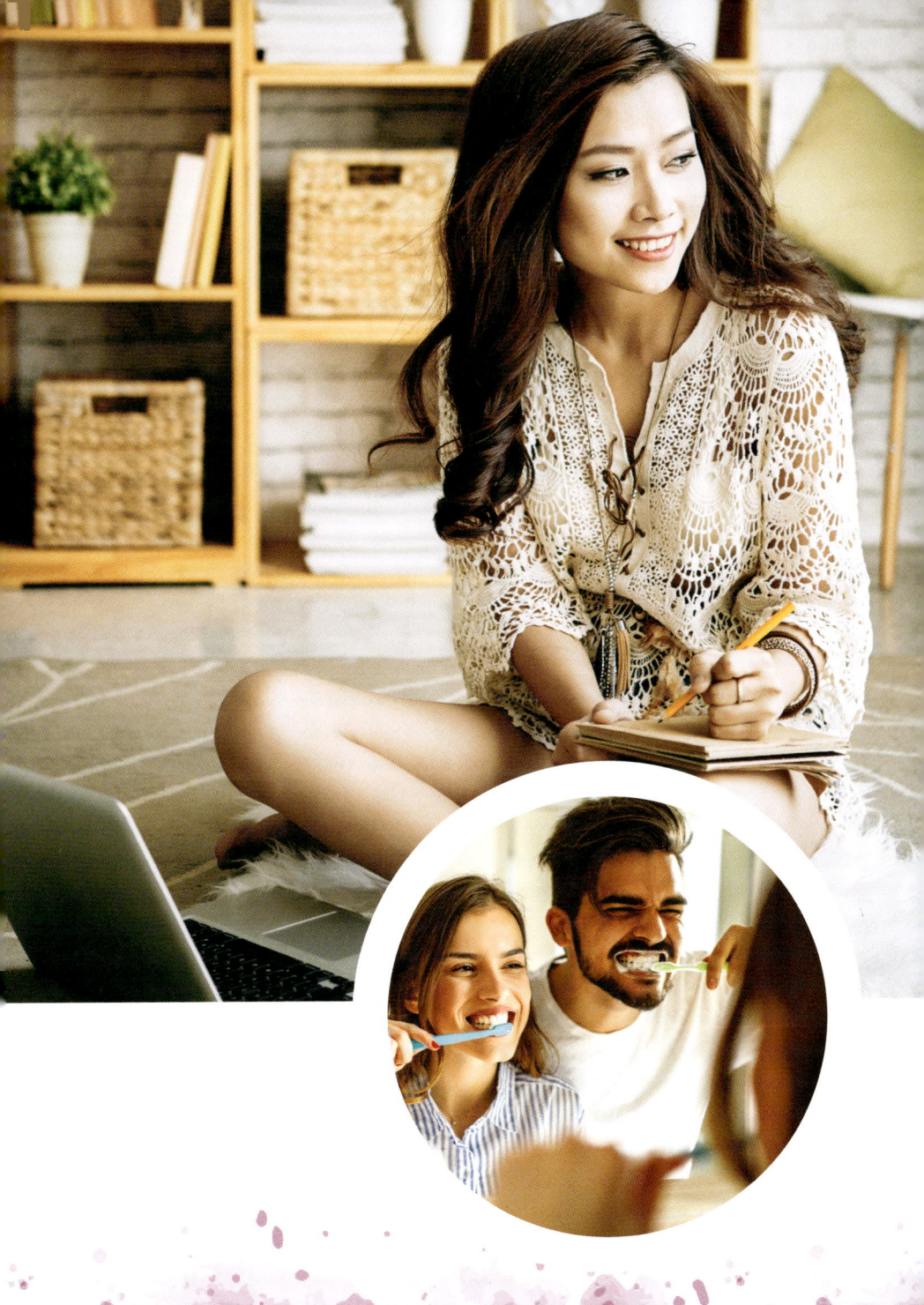

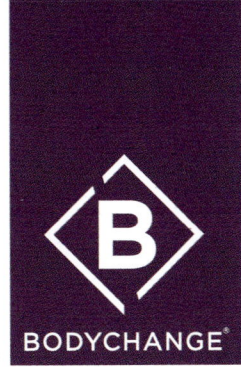
BODYCHANGE®

WOCHE 6

Auf der Zielgeraden

Die letzte Woche deines Slim-Shake-Coachings steht bevor! Du hast es bis hierher geschafft, weil du deine Ziele konsequent und ehrgeizig verfolgt hast und weil dir eine gesunde Ernährungsumstellung wichtig ist. Du hast erkannt, dass nur du allein die Verantwortung für die Gesundheit deines Körpers, Geistes und deiner Seele trägst. Und du hast dich für den richtigen Weg entschieden.

WIR SIND SEHR STOLZ AUF DICH! BIST DU ES AUCH?

Gemeinsam starten wir nun in den letzten Abschnitt deines 6-Wochen-Programms. Doch keine Sorge! Wir sind auch im Anschluss für dich da und begleiten dich auf dem Weg zu einer bewussten Lebensweise. BodyChange® ist in jeder Lebensphase die richtige Entscheidung und unterstützt dich nicht nur mit wertvollen Tipps und Tricks, sondern auch mit Zuspruch.

IN DER SECHSTEN WOCHE ERWARTET DICH FOLGENDES:

SLIM SHAKE

- Ersetze täglich zwei Mahlzeiten durch einen Slim Shake, um im Rahmen einer kalorienarmen Ernährung dein Gewicht zu reduzieren.

SCHRITT 1: TIPPS FÜR DEINE LANGFRISTIGE ERNÄHRUNGSUMSTELLUNG

- BodyChange®-Ernährungskonzept
- Cheat Day

SCHRITT 2: DEINE DAILY ROUTINE

- Die 72-Stunden-Regel

SCHRITT 3: SO GEHT'S WEITER

- Für jedes Ziel das passende Coaching

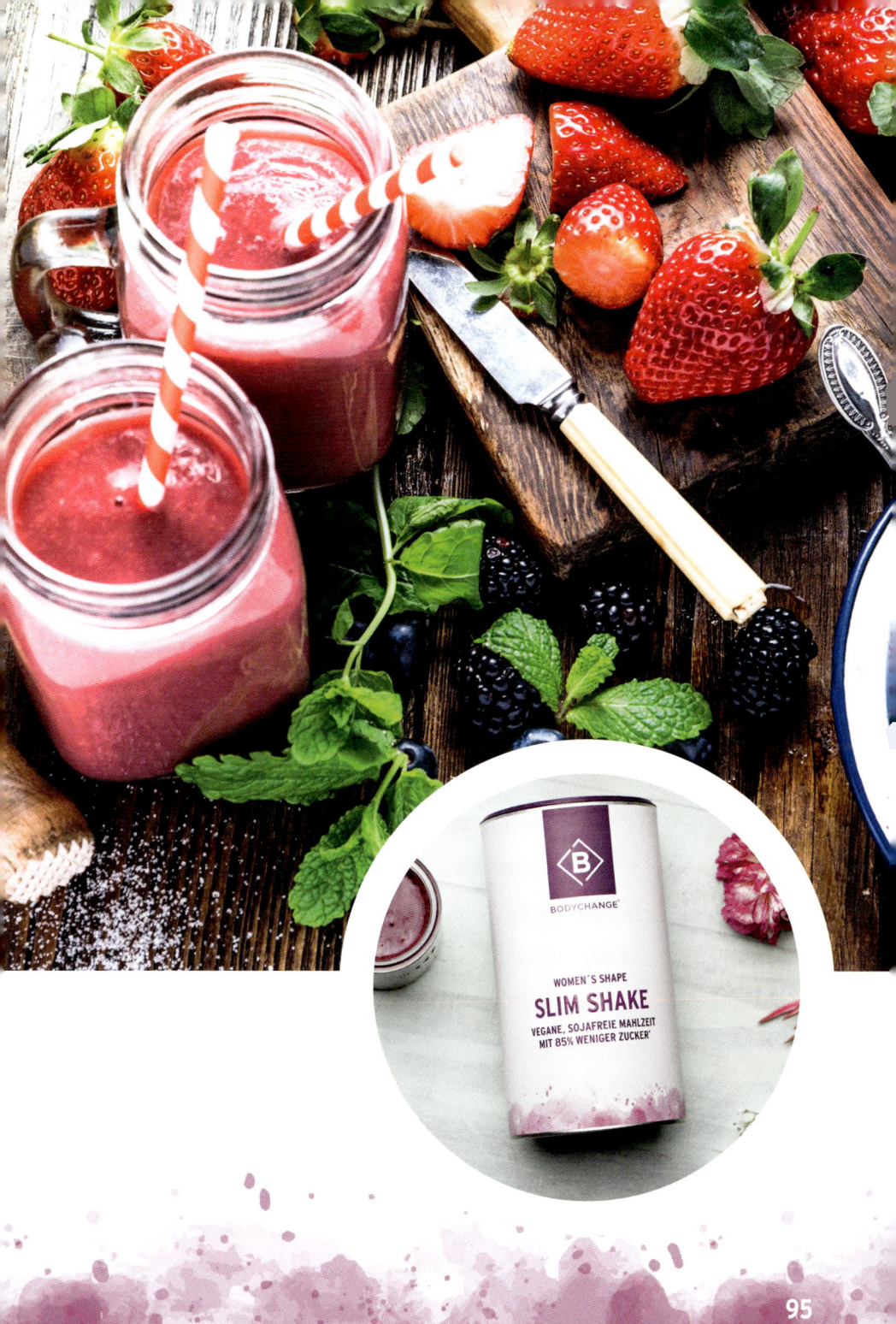

WOMEN'S SHAPE

SLIM SHAKE

VEGANE, SOJAFREIE MAHLZEIT
MIT 85% WENIGER ZUCKER*

SCHRITT 1: TIPPS FÜR DEINE ERNÄHRUNGSUMSTELLUNG

Damit dir die Ernährungsumstellung auch wirklich dauerhaft gelingt, haben wir hier noch ein paar hilfreiche Tipps für dich:

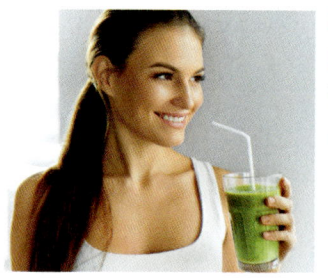

1. HALTE DICH AN DAS INNOVATIVE BODYCHANGE®-ERNÄHRUNGSKONZEPT

Viele unterschiedliche Rezepte für jeden Anlass findest du in unseren BodyChange®-Kochbüchern!

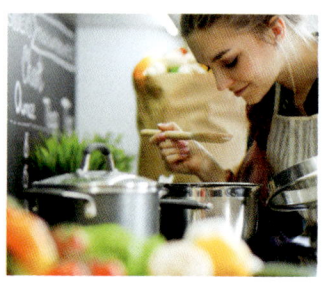

2. VERSUCHE, NIEMALS ZU HUNGERN

Denn du hast bereits gelernt, dass zwanghaftes Hungern den gefürchteten Jo-Jo-Effekt begünstigen kann.

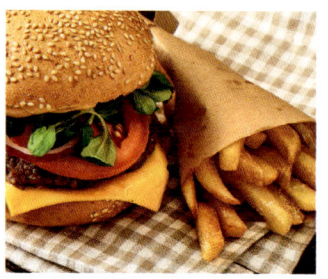

3. NUTZE WEITERHIN DEN CHEAT DAY

Der Cheat Day ist eine gute Gelegenheit, um dir etwas Gutes zu tun und ohne schlechtes Gewissen zu schlemmen.

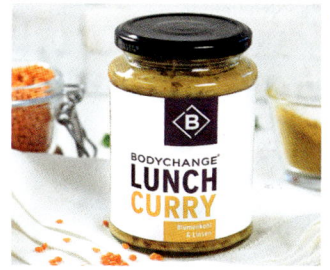

4. MEAL PREP UND PREMIUM-FERTIGGERICHTE VON BODYCHANGE® ERLEICHTERN DIR DEN ALLTAG

Mach sie dir weiterhin zunutze! So sparst du nicht nur Zeit und Mühe, sondern entgehst außerdem den überall lauernden Versuchungen.

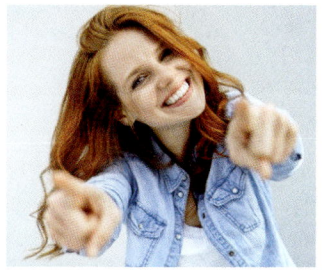

5. SEI NICHT ZU STRENG MIT DIR SELBST

Es kann Phasen geben, in denen es mit der bewussten Ernährung mal nicht klappt – das ist vollkommen okay, solange du das große Ganze nicht aus den Augen verlierst. Du weißt jetzt, mit welchen Tricks die Ernährungsumstellung gelingt, und kannst jederzeit darauf zurückgreifen. Wir von BodyChange® sind in jeder Lebenssituation für dich da!

SCHRITT 2: DEINE DAILY ROUTINE

In der letzten Woche nehmen wir uns noch einmal ein besonders wichtiges Thema vor:

DIE 72-STUNDEN-REGEL

Weißt du, was der Unterschied zwischen den Menschen ist, die erfolgreich sind, und denen, die nur davon träumen?

72 Stunden, drei Tage oder eben 4 320 Minuten.

Diese Zeitspanne entscheidet über Erfolg oder Misserfolg. Zumindest laut der 72-Stunden-Theorie, die besagt: Wer innerhalb von 72 Stunden anfängt, eine neue Idee in die Tat umzusetzen, hat eine 100 %ige Chance auf Erfolg.

WARUM 72 STUNDEN?

Grund dafür ist unser Mindset, unsere Einstellung, denn Tag für Tag verfolgen wir Menschen zu 98 % das gleiche Denkmuster. Das ist im Alltag durchaus bequem und effizient, spart Zeit und Mühe. Dieses Denkmuster erlaubt uns, schnell an übliche Ziele zu gelangen.

Entwickeln wir allerdings eine neue Idee, muss sich unsere Strategie von unserem gewohnten Denkmuster unterscheiden, und aus diesem Grund dürfen unsere Gedanken nicht denselben Weg einschlagen, den sie im Alltag ganz automatisch nehmen. Nun heißt es: Machen oder nicht machen!

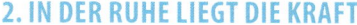

DIESE TIPPS HELFEN DIR IM ALLTAG:

1. NOTIERE DEINE ZIELE

Sind deine Ideen erst einmal schwarz auf weiß
niedergeschrieben, ist der erste – und wichtigste! – Schritt bereits getan.

2. IN DER RUHE LIEGT DIE KRAFT

Gönne dir und deinem Geist täglich eine halbe Stunde Ruhe. In dieser Zeit schaltest
du dein Handy aus, und weder der Fernseher noch der Laptop sind angeschaltet. Das
alltägliche Multitasking und die ständige Erreichbarkeit sind für uns zwar mittlerweile
Normalität, bedeuten für unseren Geist jedoch Stress. Die Ruhe ist essenziell für unseren
Körper – nicht nur, um zu entspannen, sondern vor allem, um anschließend bessere
Leistungen erbringen zu können!

Nutze die Zeit sinnvoll und lass dich durch nichts ablenken. Du kannst es dir auf der
Couch bequem machen und ruhige Musik hören. Schließe die Augen und entspanne
dich. Alternativ kannst du auch einen kleinen Spaziergang machen. Genieße die frische
Luft und die Schönheit der Natur!

Die Ruhe wird dir helfen, deine Gedanken neu zu ordnen und Ideen zu entwickeln, wie
du deine Ziele in die Tat umsetzen kannst.

SCHRITT 3: SO GEHT'S WEITER

Du hast mit deinem Slim-Shake-Coaching von BodyChange® Erfolge erzielt und fragst dich, wie es weitergeht?

Willst du ...

... weiter abnehmen, um deine Traumfigur zu erreichen?
... dein erreichtes Wunschgewicht dauerhaft halten?
... langfristig professionell auf deinem Weg zum Ziel unterstützt und motiviert werden?

Egal welches Ziel du als Nächstes anstrebst, wir begleiten dich!

INFORMIERE DICH JETZT UNTER WWW.BODYCHANGE.DE

Wir zeigen dir, wie du auch deine nächsten Ziele schnell und einfach erreichen kannst. Denn BodyChange® ist dein Lifestyle!

Für jeden die richtige Lösung – das ist unser Anspruch.

Bist du stolz auf deinen Abnehmerfolg mit BodyChange® Slim Shake?

Dann schick uns deine Vorher-Nachher-Bilder sowie deine Gewichtsabnahme an: erfolg@bodychange.de und sichere dir einen 100-Euro-Gutschein!

REZEPTE: DEIN FRÜHSTÜCK

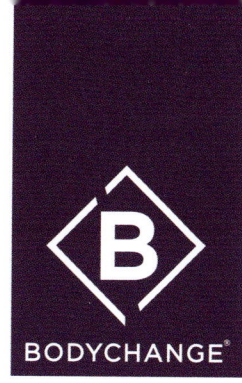

BODYCHANGE®

REZEPTE

DEIN FRÜHSTÜCK

RÜHREI MIT SCHNITTLAUCH

4 Eier

Salz und frisch ge-
mahlener Pfeffer

Etwas Öl zum Braten

2 EL Schnittlauch

1. Die Eier verquirlen und mit Salz und Pfeffer würzen.

2. In der Pfanne etwas Öl erhitzen, darin das verquirlte Ei auf mittlerer Hitze zu Rührei verarbeiten.

3. Zum Schluss mit Schnittlauch garnieren.

TIPP:

Wenn du noch Salami, Schinken oder Ähnliches übrig hast, kannst du diese kleingeschnitten ebenfalls mit in das Rührei geben.

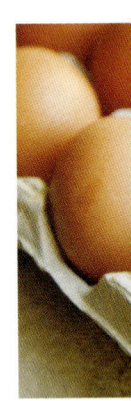

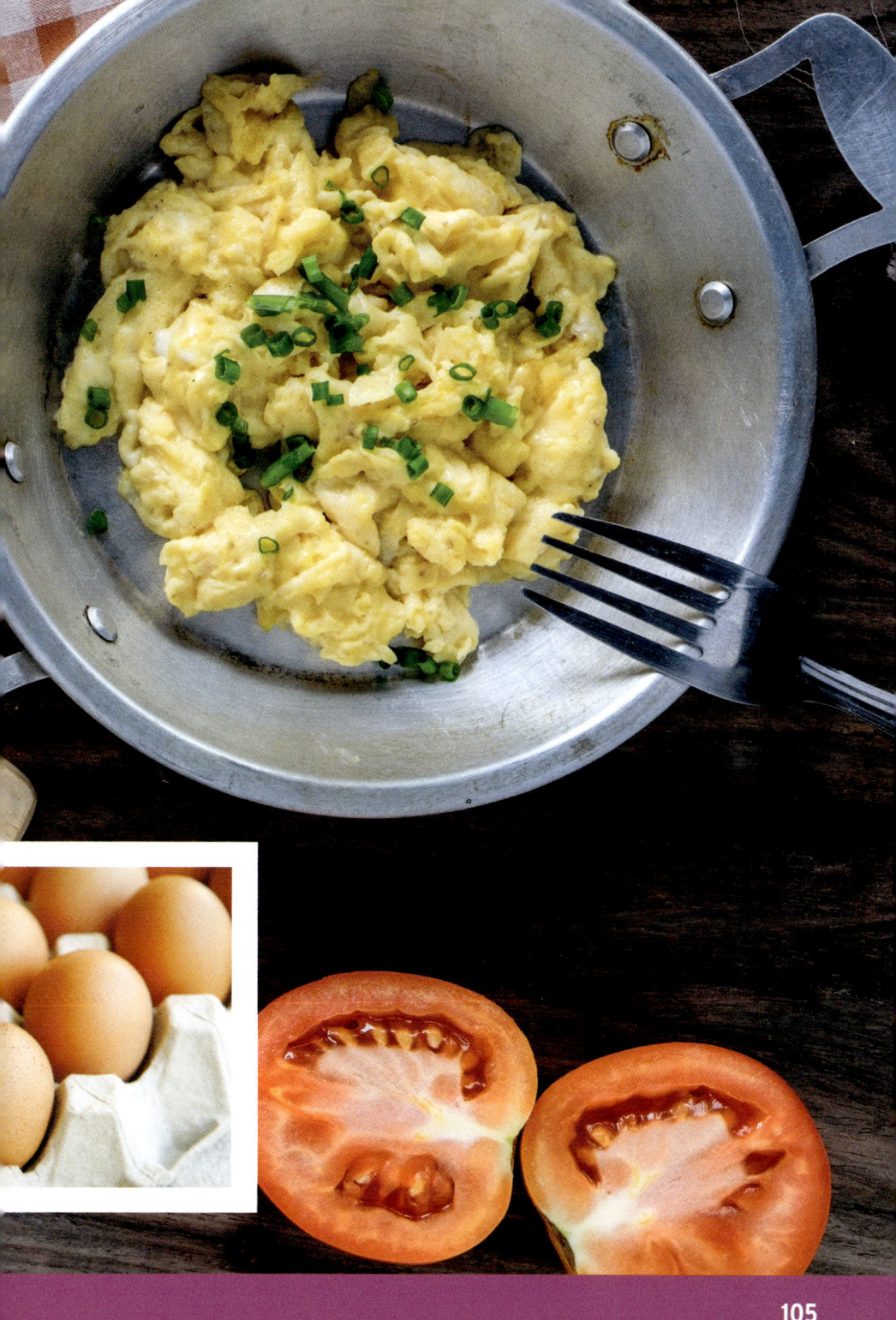

RÜHREI MIT KRABBEN

3 Eier

Salz und frisch ge-
mahlener Pfeffer

1 Pck. gegarte
Nordseekrabben
(tiefgekühlt)

1 EL Zitronensaft

2 Scheiben
Kochschinken

½ Zwiebel

1 TL Öl

1 Frühlingszwiebel

1. Die Eier aufschlagen, verquirlen und mit Salz und Pfeffer würzen. Die Krabben aus der Packung nehmen und in einem Sieb unter fließend kaltem Wasser abbrausen, abtropfen lassen und anschließend mit dem Zitronensaft beträufeln. Den Schinken in Streifen schneiden. Die Zwiebel abziehen und hacken.

2. Das Öl in einer großen Pfanne erhitzen und den Schinken darin kurz anbraten. Anschließend den Schinken an den Pfannenrand schieben und die Zwiebeln zugeben, glasig dünsten und ebenfalls an den Rand der Pfanne schieben.

3. Die Eier zugießen und langsam stocken lassen. Ebenfalls an den Rand der Pfanne schieben und die Krabben in die Pfanne geben. Kurz umrühren und und weiterbraten, bis die Krabben gut erhitzt sind.

4. Die Frühlingszwiebel waschen, in Ringe schneiden und über das Rührei streuen.

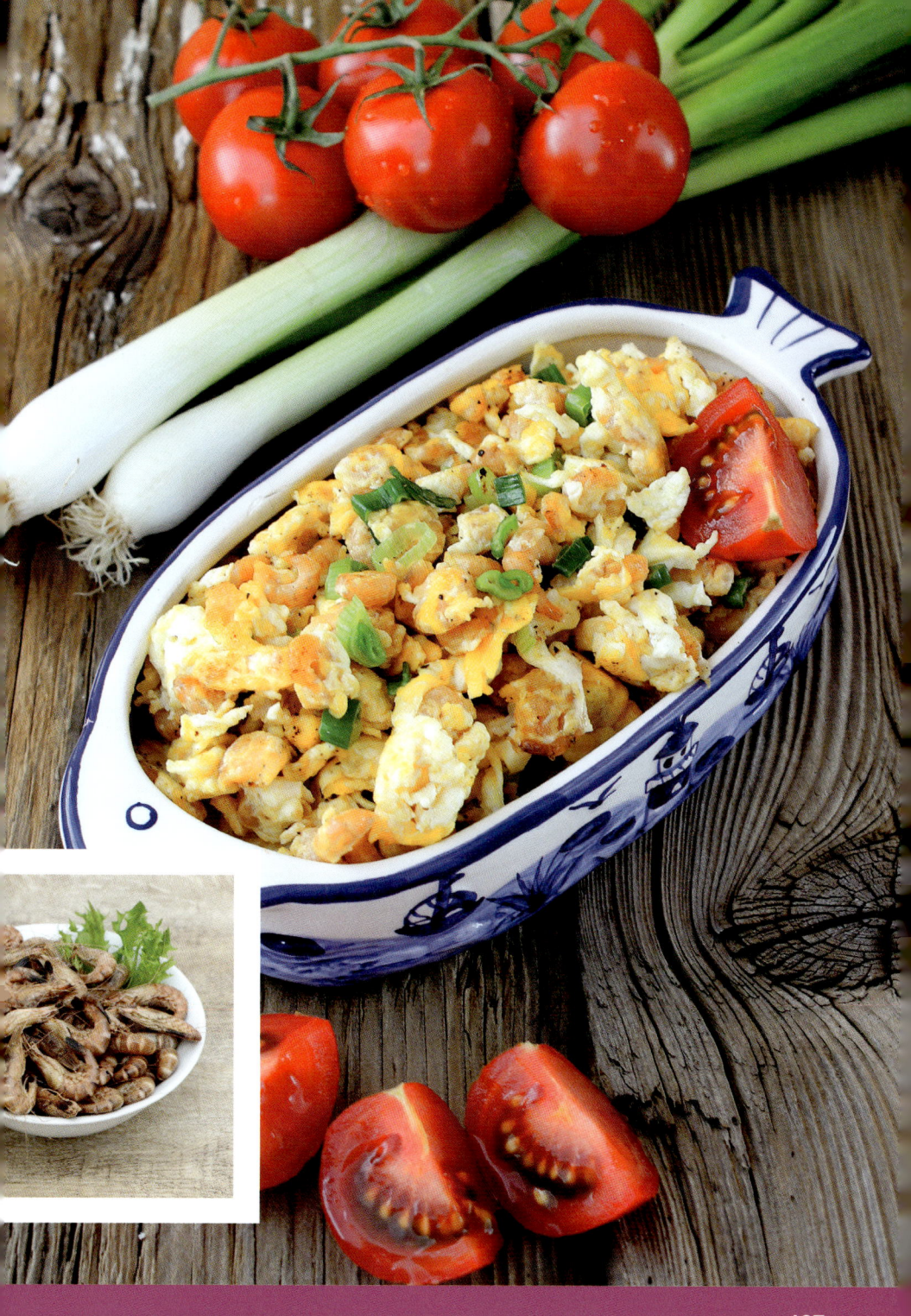

OMELETT MIT CHAMPIGNONS

Frische Petersilie

5 Cocktailtomaten

5 Champignons

1 Zwiebel

100 g Kichererbsen
(Konserve)

10 g Butter

4 Eier

Salz und frisch ge-
mahlener Pfeffer

1. Petersilie, Tomaten und Champignons waschen. Petersilie hacken, Champignons in Scheiben schneiden und Cocktail-tomaten halbieren. Die Zwiebel abziehen, halbieren und fein hacken. Die Kichererbsen unter fließend kaltem Wasser gründlich abspülen.

2. Die Butter in einer beschichteten Pfanne erhitzen. Champignons und Zwiebeln darin anbraten, dann die Kichererbsen dazugeben.

3. Die Eier verquirlen, mit Salz und Pfeffer würzen und in die Pfanne gießen. Leicht stocken lassen und mit Petersilie bestreuen.

4. Mit den Cocktailtomaten anrichten.

TIPP:
Statt Kichererbsen schmecken auch Kidney-bohnen aus der Dose sehr lecker dazu. Falls du keine frischen Champignons im Haus hast, kannst du auch eine Handvoll Mischgemüse aus der Tiefkühltruhe ver-wenden. Kurz blanchieren, bevor es in die Pfanne kommt.

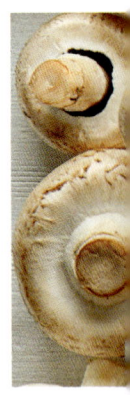

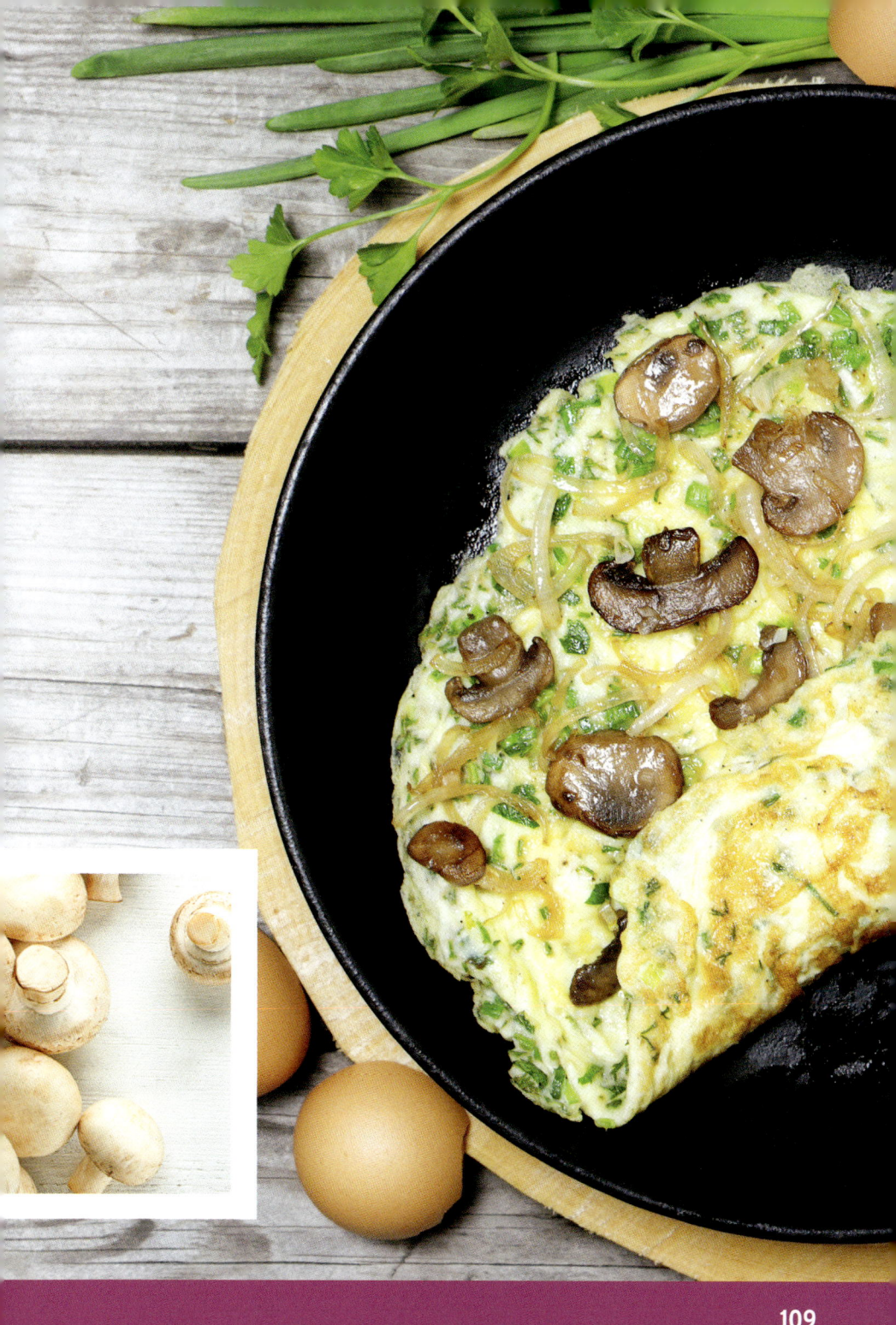

OMELETT MIT BLUMENKOHL

1 kleiner Blumenkohl

5 Eier

Salz und frisch ge-
mahlener Pfeffer

Etwas Öl zum Braten

Frische Petersilien-
blättchen

1. Den Blumenkohl putzen, Strunk entfernen, und alles in kleine Röschen zerteilen. Diese in leicht gesalzenem Wasser ca. 10 Minuten bissfest garen. Abgießen und kurz abschrecken.

2. Währenddessen die Eier verquirlen und mit Salz und Pfeffer würzen.

3. Öl in einer Pfanne erhitzen, die Hälfte der verquirlten Eier hineingießen und die Masse gleichmäßig verteilen. Einige Minuten braten, bis das Ei fest geworden ist, dann wenden.

4. Das fertige Omelett auf einen Teller geben, mit Blumenkohl belegen, hälftig zusammenklappen, einige Blumenkohlröschen darauf verteilen und mit Petersilie garnieren.

5. Das zweite Omelett ebenso zubereiten.

TIPP:

Wenn es morgens etwas schneller gehen muss, einfach den Blumenkohl am Vorabend garen und am Morgen nur kurz in der Pfanne erwärmen und mit den Eiern zubereiten.

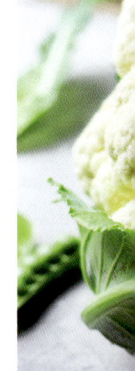

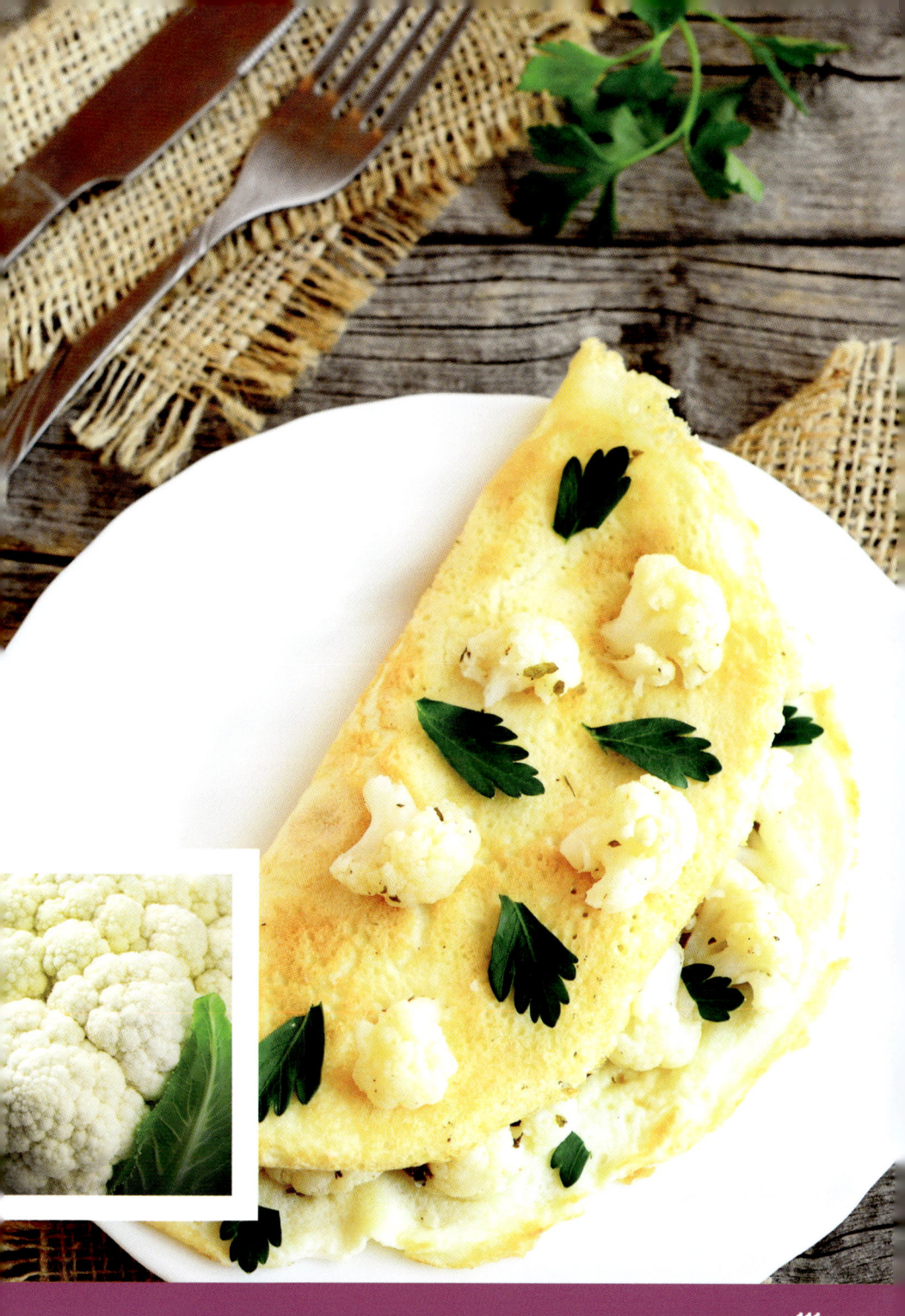

ENGLISCHES FRÜHSTÜCK

100 g kleine weiße
Bohnen (Konserve)

200 ml Gemüse-
brühe

2 EL Tomatenmark

Salz und frisch ge-
mahlener Pfeffer

6 Scheiben Salami

2 Eier

1. Die Bohnen kurz unter fließendem Wasser abspülen, abtropfen lassen und in der Gemüsebrühe aufkochen.

2. Die Flüssigkeit so weit abgießen, dass die oberen Bohnen im Topf nicht mehr mit Flüssigkeit bedeckt sind.

3. Das Tomatenmark einrühren und mit Salz und Pfeffer würzen. So lange köcheln, bis die Flüssigkeit angedickt ist, dabei immer wieder umrühren.

4. Die Salami in einer beschichteten Pfanne anbraten, herausnehmen und in der Pfanne, ohne sie vorher zu spülen, die Spiegeleier zubereiten.

5. Die Bohnen auf einen Teller geben, darauf die Salami und die Spiegeleier anrichten.

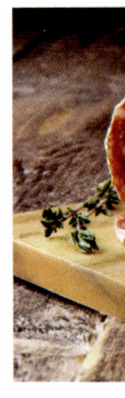

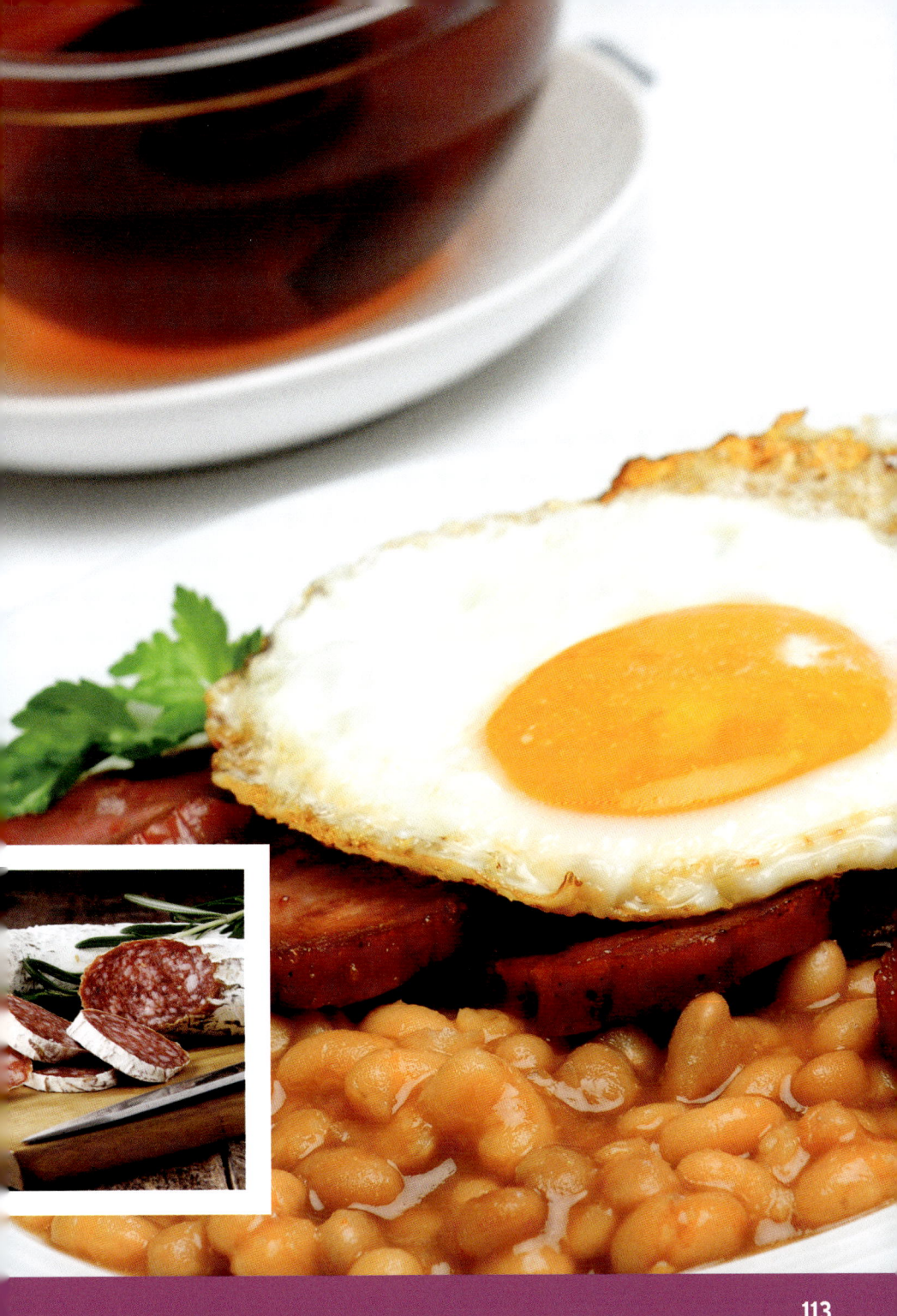

POCHIERTE EIER

1 Tomate

Frische Petersilie

½ Avocado

½ Zwiebel

1 l Wasser

3 EL Weißweinessig

2 Eier

100 g Räucherlachs

1 EL Kräuteressig

1 EL Olivenöl

Salz und frisch ge-
mahlener Pfeffer

1. Tomate und Petersilie waschen und putzen. Die Tomate halbieren und würfeln. Die Avocado längs in Scheiben schneiden, die Zwiebel in feine Streifen schneiden.

2. Wasser und Weißweinessig in einem Topf aufkochen.

3. Die Eier einzeln in einer Schöpfkelle aufschlagen und vorsichtig, aber auch nicht zu langsam, in das Wasser gleiten lassen und ca. 4 Minuten pochieren.

4. Anschließend die Eier mit einer Schaumkelle herausheben und auf Küchenpapier abtropfen lassen.

5. Pochierte Eier, Räucherlachs, Tomate, Avocado und Zwiebel auf einem Teller anrichten. Mit der Petersilie bestreuen, mit Essig und Öl beträufeln und mit Salz und Pfeffer würzen.

TIPP:
Dazu schmeckt übrigens jede Art von Rohkost, etwa Karotten- oder Paprikasticks sowie Stangensellerie.

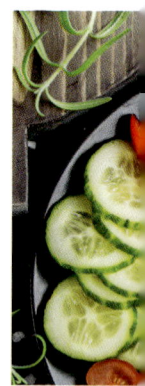

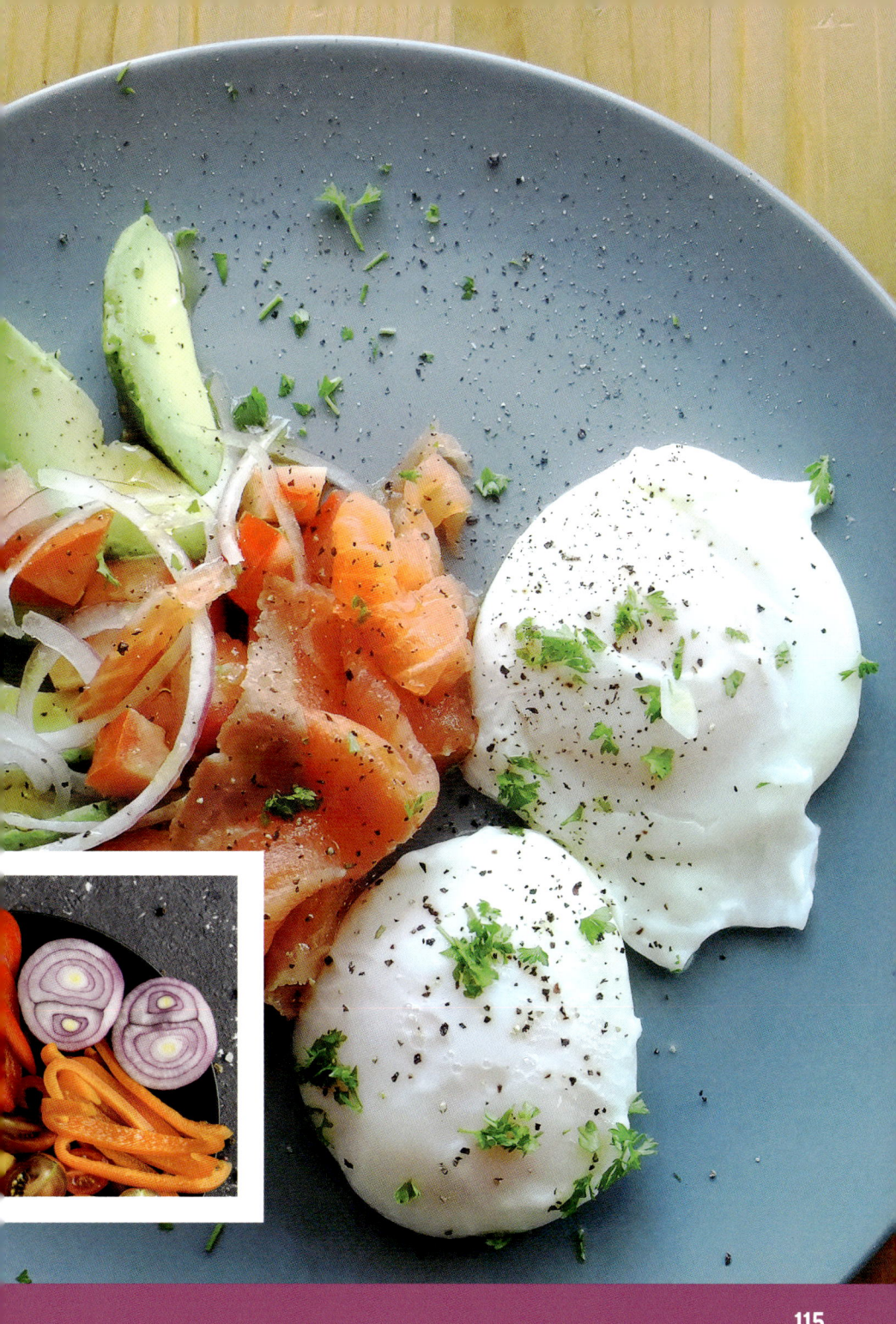

BAUERNFRÜHSTÜCK

5 Champignons

1 kleine Zwiebel

4 Eier

Salz und frisch ge-
mahlener Pfeffer

Etwas Öl zum Braten

4 Scheiben Koch-
schinken

Etwas Schnittlauch

Frische Petersilie

1. Die Pilze waschen und in feine Scheiben schneiden. Die Zwiebel schälen und klein hacken. Die Eier mit Pfeffer und Salz verquirlen.

2. Öl in einer Pfanne erhitzen, Zwiebel sowie Champignons darin anbraten, wieder aus der Pfanne nehmen und beiseitestellen.

3. Die Hälfte der Eimasse in die Pfanne gießen und bei geringer Hitze stocken lassen. Das Omelett auf einen Teller geben, die Hälfte der Champignons und Zwiebel sowie des Kochschinkens auf dem Omelett verteilen und dieses hälftig zusammenklappen. Eventuell warm halten.

4. Das zweite Omelett ebenso zubereiten. Beide Omeletts mit frischer Petersilie garniert servieren.

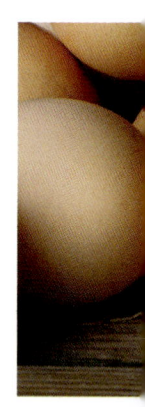

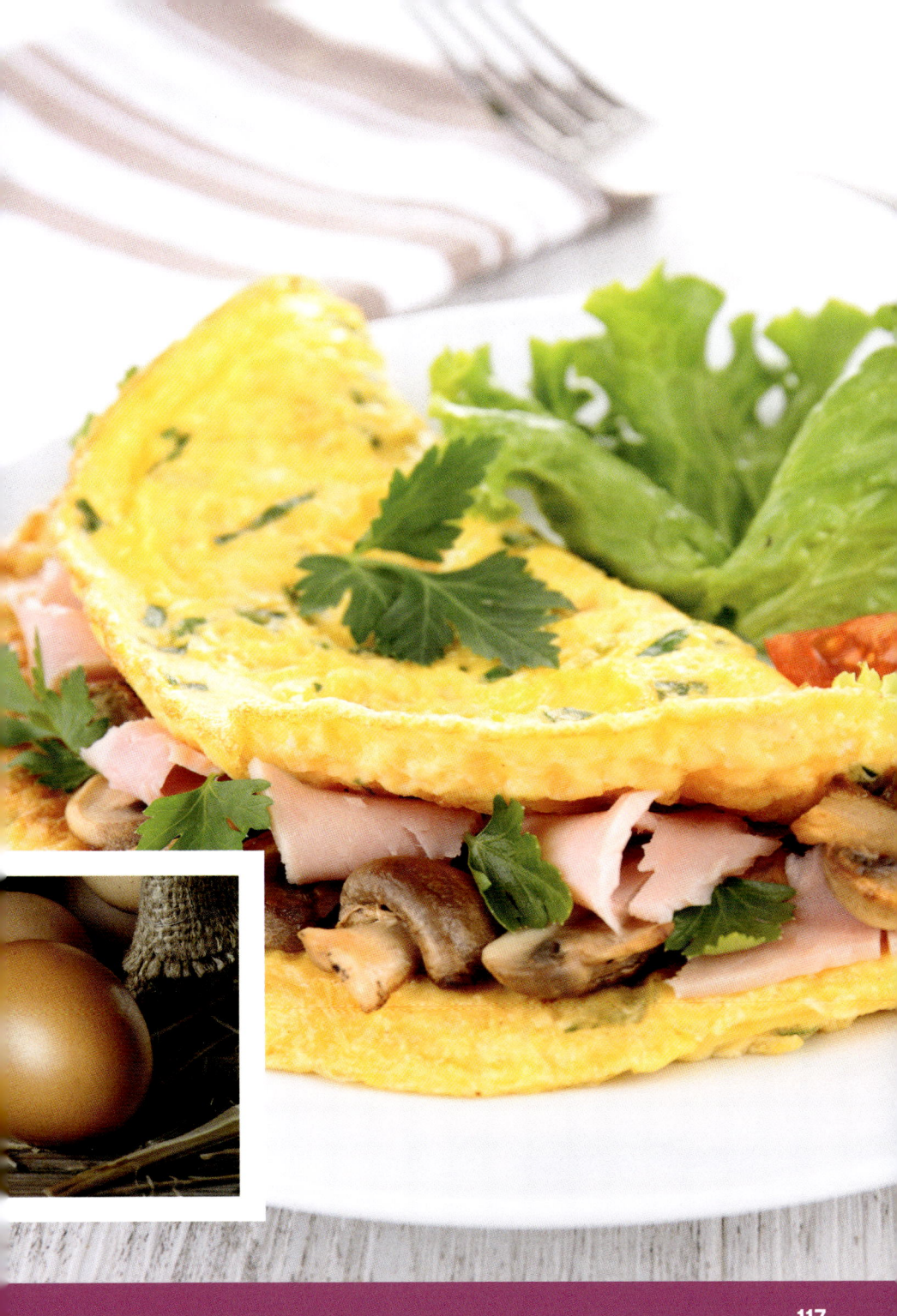

FRÜHSTÜCKSMUFFINS

6 Scheiben Kochschinken

1 rote Paprika

4 Eier

Salz und frisch gemahlener Pfeffer

1 EL Kichererbsenmehl

1 EL gemahlene Mandeln

1 El gehackte Petersilie

Etwas Fett für die Förmchen

1 EL gehackten Schnittlauch

1. Den Backofen auf 180 °C Ober-/Unterhitze vorheizen.

2. Den Kochschinken würfeln. Die Paprika waschen, putzen und in kleine Würfel schneiden.

3. Die Eier mit Salz, Pfeffer, Kichererbsenmehl, gemahlenen Mandeln, Schinkenwürfeln, Paprika und Petersilie verrühren.

4. Die Muffinförmchen fetten, die Eimasse auf mehrere Förmchen verteilen und im vorgeheizten Backofen 15 Minuten backen.

5. Die Frühstücksmuffins mit Schnittlauch garniert servieren.

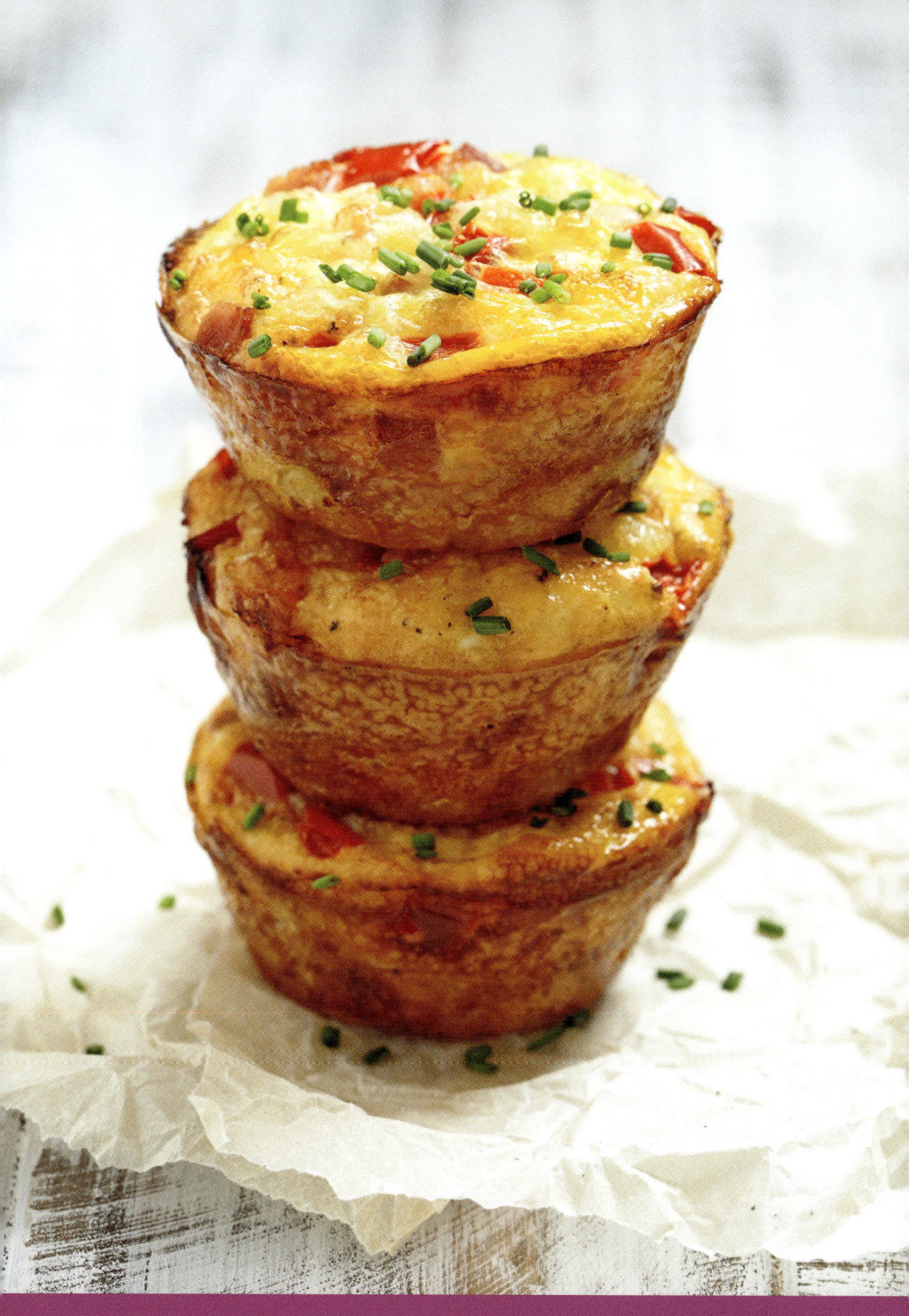

ZUCCHINIQUICHE

1 kleine Zwiebel

100 g Kochschinken

1 TL Butter

2 Zucchini

6 Eier

Salz und frisch ge-
mahlener Pfeffer

60 g Erbsen
(tiefgekühlt)

1. Den Backofen auf 150 °C Ober-/Unterhitze vorheizen.

2. Die Zwiebel abziehen und fein würfeln, den Schinken ebenfalls in kleine Würfel schneiden.

3. Eine Tarteform mit Butter einfetten. Die Zucchini waschen, längs in dünne Scheiben schneiden und die Form damit auskleiden.

4. Die Eier verrühren, mit Salz und Pfeffer würzen und den klein geschnittenen Schinken sowie die gehackte Zwiebel unterheben. Die Erbsen (noch tiefgekühlt) ebenfalls zugeben.

5. Die Eimasse in die Form füllen und 15 Minuten im Ofen backen, bis die Oberfläche schön goldbraun ist.

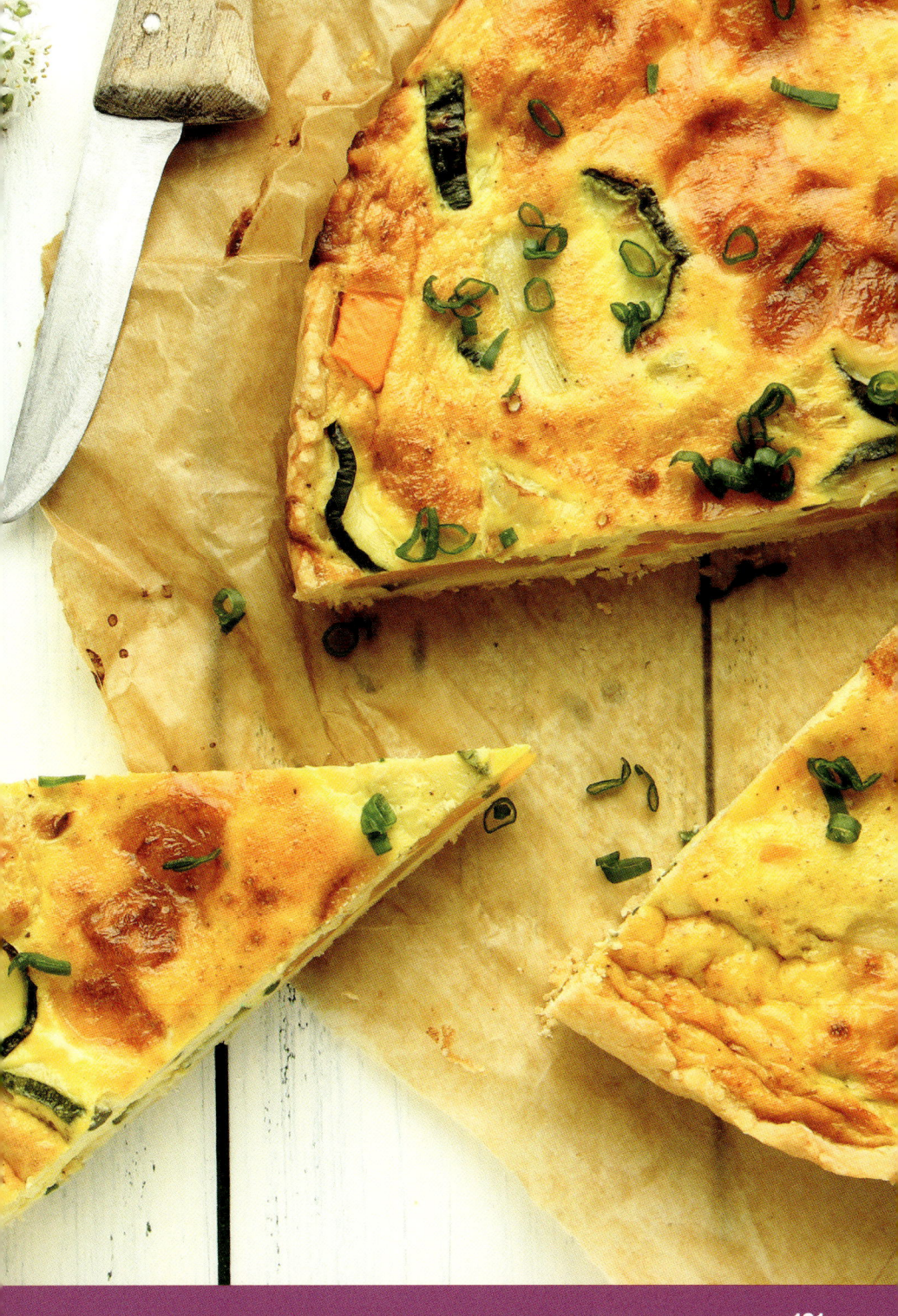

ZIMTWAFFELN MIT HEIDELBEEREN

60 g BodyChange®
Pancake-Back-
mischung

2 Eier

60 ml Wasser

20 ml Öl
(z.B. Kokosöl)

Etwas Kokosöl
zum Einfetten

1 Handvoll frische
Heidelbeeren

10 g Zartbitter-
schokolade
(mind. 70 % Kakao)

1 EL Agavendicksaft

Etwas Zimtpulver

1. Backmischung, Eier, Wasser und Öl mit einem Handmixer verrühren. 15 Minuten quellen lassen.

2. Ein Waffeleisen erhitzen und mit Kokosöl einfetten. Aus dem Teig im Waffeleisen zwei Waffeln goldbraun backen.

3. Die Heidelbeeren waschen. Die Schokolade im Wasserbad schmelzen und den Agavendicksaft unterrühren.

4. Die Waffeln mit Heidelbeeren, Schokoladensauce und Zimt garniert servieren.

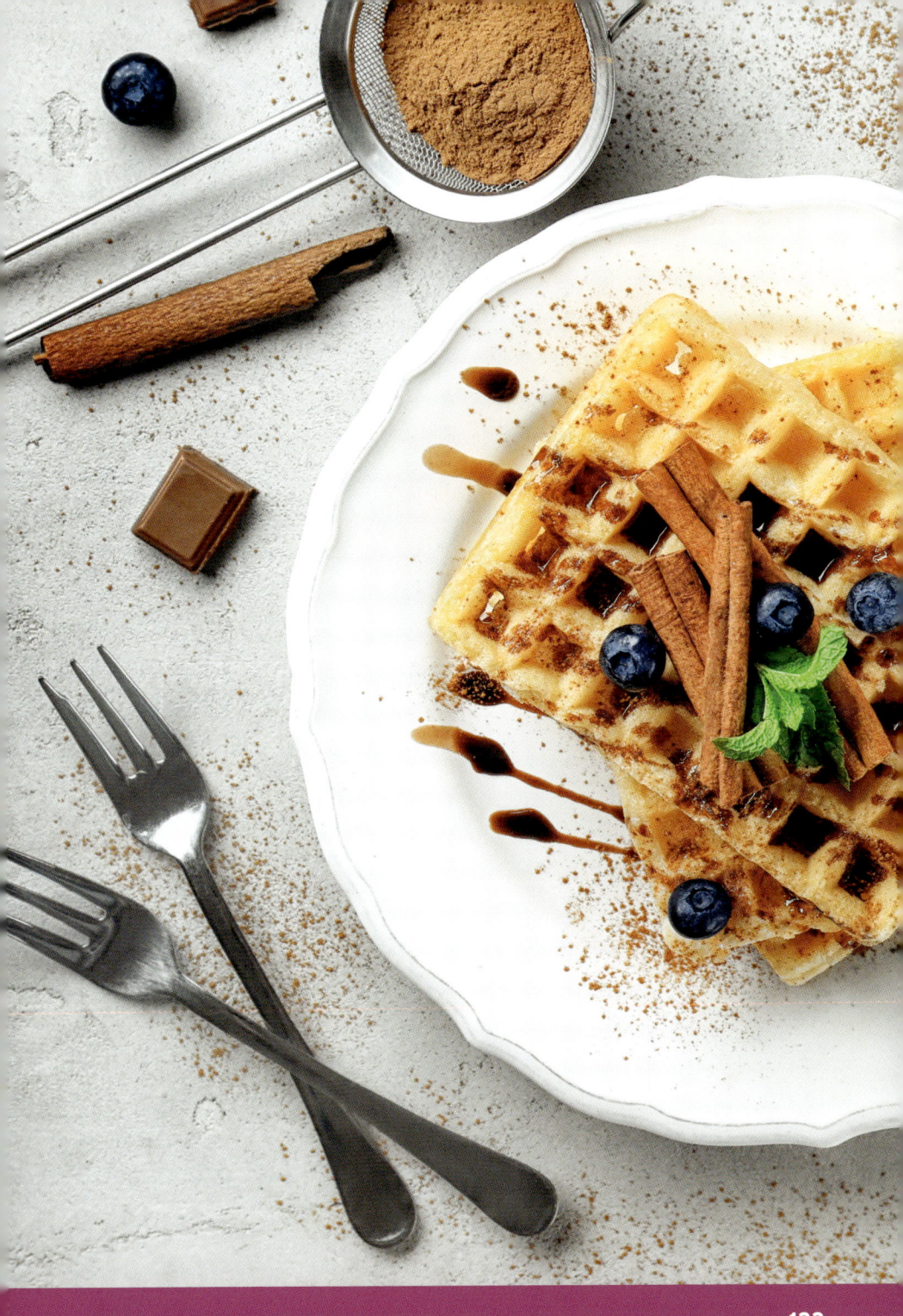

AMERICAN PANCAKES MIT ORANGEN

60 g BodyChange®
Pancake-
Backmischung

2 Eier

70 ml Wasser

20 ml Kokosöl
+ etwas zum
Ausbacken

1 Orange

2 EL Kokosblüten-
sirup

Etwas Zimt
(gemahlen)

Etwas Vanille
(gemahlen)

1. Backmischung, Eier, 60 ml Wasser und Öl mit einem Handmixer verrühren. Die Orange gründlich waschen und halbieren. Die Schale der einen Orangenhälfte abreiben, die andere Hälfte mit der Schale vierteln. Den Orangenabrieb in den Teig rühren und diesen anschließend für 15 Minuten quellen lassen.

2. Die Orangenhälfte mit der abgeriebenen Schale auspressen und den Saft mit 10 ml Wasser mischen.

3. Etwas Kokosöl in einer Pfanne erhitzen. Etwas Teig in die Pfanne gießen und den Pancake von beiden Seiten goldbraun backen. Mit dem restlichen Teig ebenso verfahren.

4. Für die Soße Kokosblütensirup und Orangensaft in einem kleinen Topf erhitzen. Mit etwas Zimt und Vanille würzen und gelegentlich umrühren.

5. Fertige Pancakes stapeln und mit der Soße sowie den Orangenstücken garnieren.

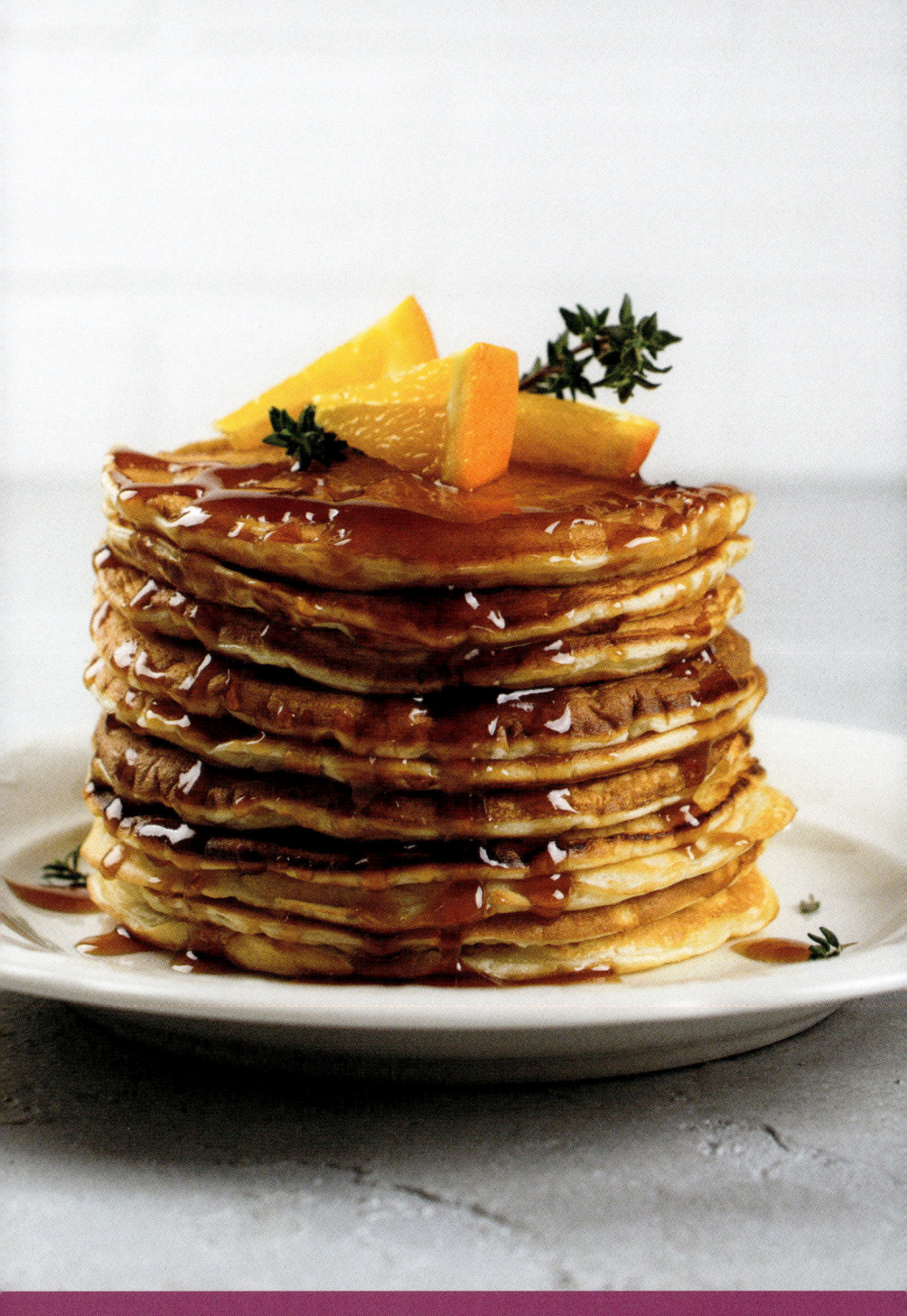

BLUMENKOHL-AVOCADO-BRÖTCHEN

1 Avocado

300 g Blumenkohl

3 EL gemahlene Mandeln

2 EL Kokosmehl (oder Mandelmehl)

½ TL Backpulver

1 EL Dill

Salz und frisch gemahlener Pfeffer

Etwas Sesam, schwarz und weiß, zum Bestreuen

1. Den Backofen auf 200 °C Ober-/Unterhitze vorheizen.

2. Avocado der Länge nach aufschneiden und die beiden Hälften mit einer leichten Drehbewegung voneinander trennen. Den Kern entfernen und das Fruchtfleisch mit einem Teelöffel aus der Schale schaben. Den Blumenkohl fein reiben.

3. Alle Zutaten (außer Sesam) in einer Küchenmaschine oder mit einem Stabmixer pürieren.

4. Faustgroße Portionen auf ein mit Backpapier ausgelegtes Blech geben und mit Sesam bestreuen.

5. Ca. 30 Minuten backen oder bis die Brötchen in der Mitte trocken sind.

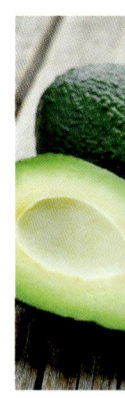

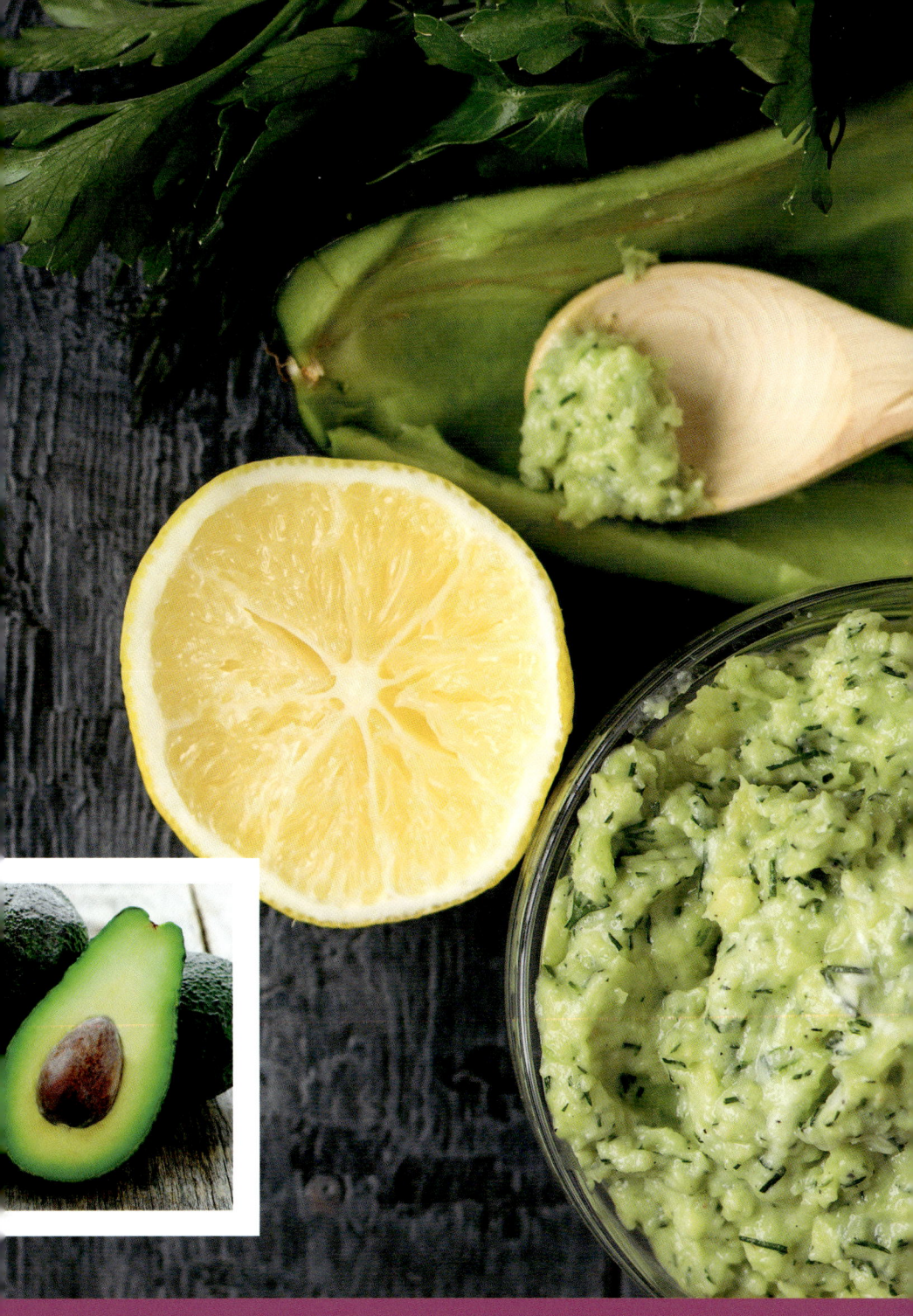

COCONUT PORRIDGE
MIT FRISCHEN ERDBEEREN

300 ml Kokosmilch

100 g BodyChange®
Coconut Porridge
Erdbeer & Vanille

4 große Erdbeeren

Etwas Zimtpulver

1. Kokosmilch in einem Topf erhitzen. Sobald diese zu köcheln beginnt, die Hitze reduzieren und das Porridge unterrühren. 5 Minuten bei niedriger Temperatur quellen lassen, währenddessen ggf. umrühren.

2. Erdbeeren waschen und den Strunk entfernen. In kleine Stücke schneiden.

3. Porridge in zwei Schälchen füllen und mit Erdbeeren garnieren. Nach Belieben mit etwas Zimt bestreuen.

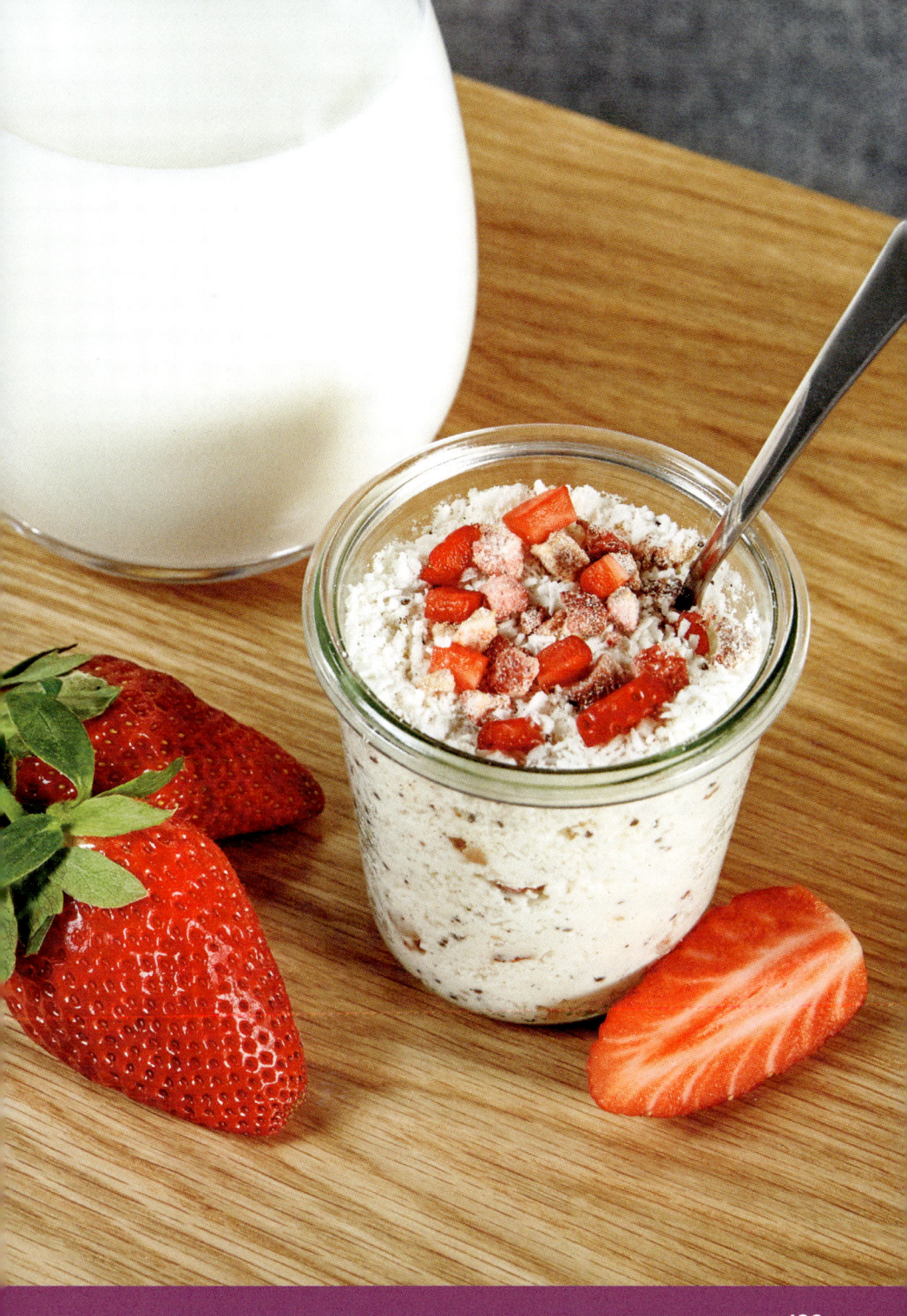

CHIAPUDDING MIT KAKAO

200 ml Mandeldrink

4 EL Chiasamen

2 EL Kakao

1 TL Zimt

2 EL Himbeeren

Gehackte Nüsse
nach Wahl

1. Den Mandeldrink in einem Topf erwärmen und die Chiasamen einrühren. Mit Kakao und Zimt verfeinern. Bei mittlerer Hitze so lange rühren, bis ein cremiger Pudding entsteht. Das dauert etwa 5 Minuten.

2. Den Pudding in zwei Gläser füllen und jeweils mit Himbeeren und Nüssen garnieren.

3. Warm servieren und genießen.

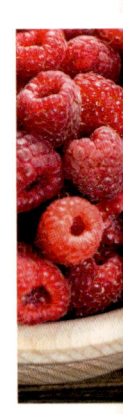

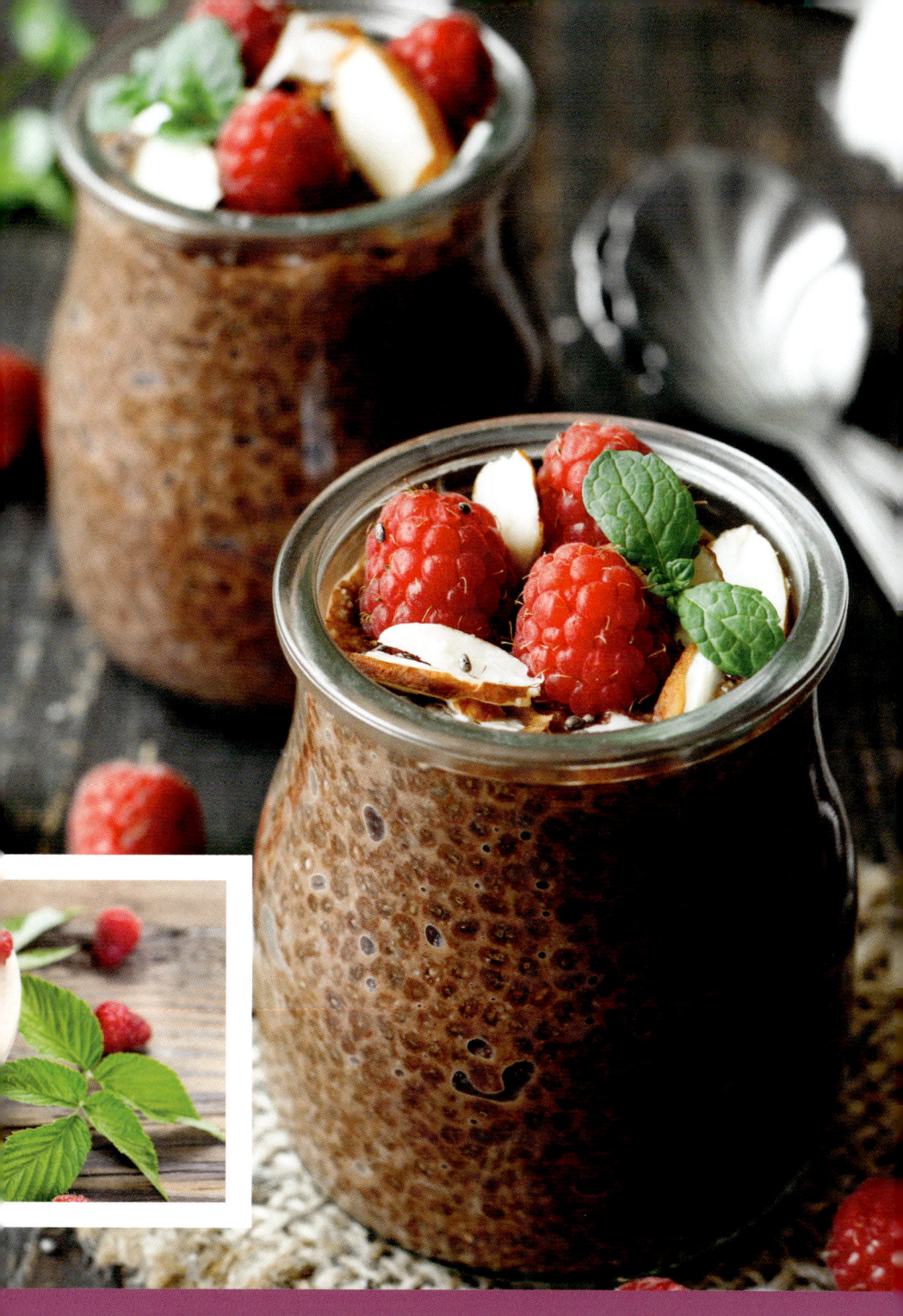

PANCAKES MIT ALLERLEI NÜSSEN

60 g BodyChange®
Pancake-
Backmischung

2 Eier

60 ml Wasser

20 ml Öl
(z.B. Kokosöl)

Kokosöl
zum Anbraten

Gehackte Nüsse nach
Wahl

1 Handvoll Beeren

1 Prise Zimt

1. Backmischung, Eier, Wasser und Öl mit einem Handmixer verrühren. 15 Minuten quellen lassen.

2. Kokosöl in einer Pfanne erhitzen. Die Hälfte des Teigs in die Pfanne gießen und von beiden Seiten goldbraun backen.

3. Mit gehackten Nüssen und Beeren garnieren und mit Zimt bestreut servieren.

TIPP:

Für den veganen Genuss kannst du anstelle der Eier auch Leinsamen verwenden: 2 EL Leinsamen (geschrotet) werden mit 6 EL Wasser vermischt. Ca. 10 Minuten quellen lassen und anschließend mit den restlichen Zutaten verrühren.

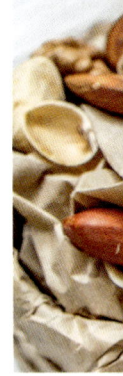

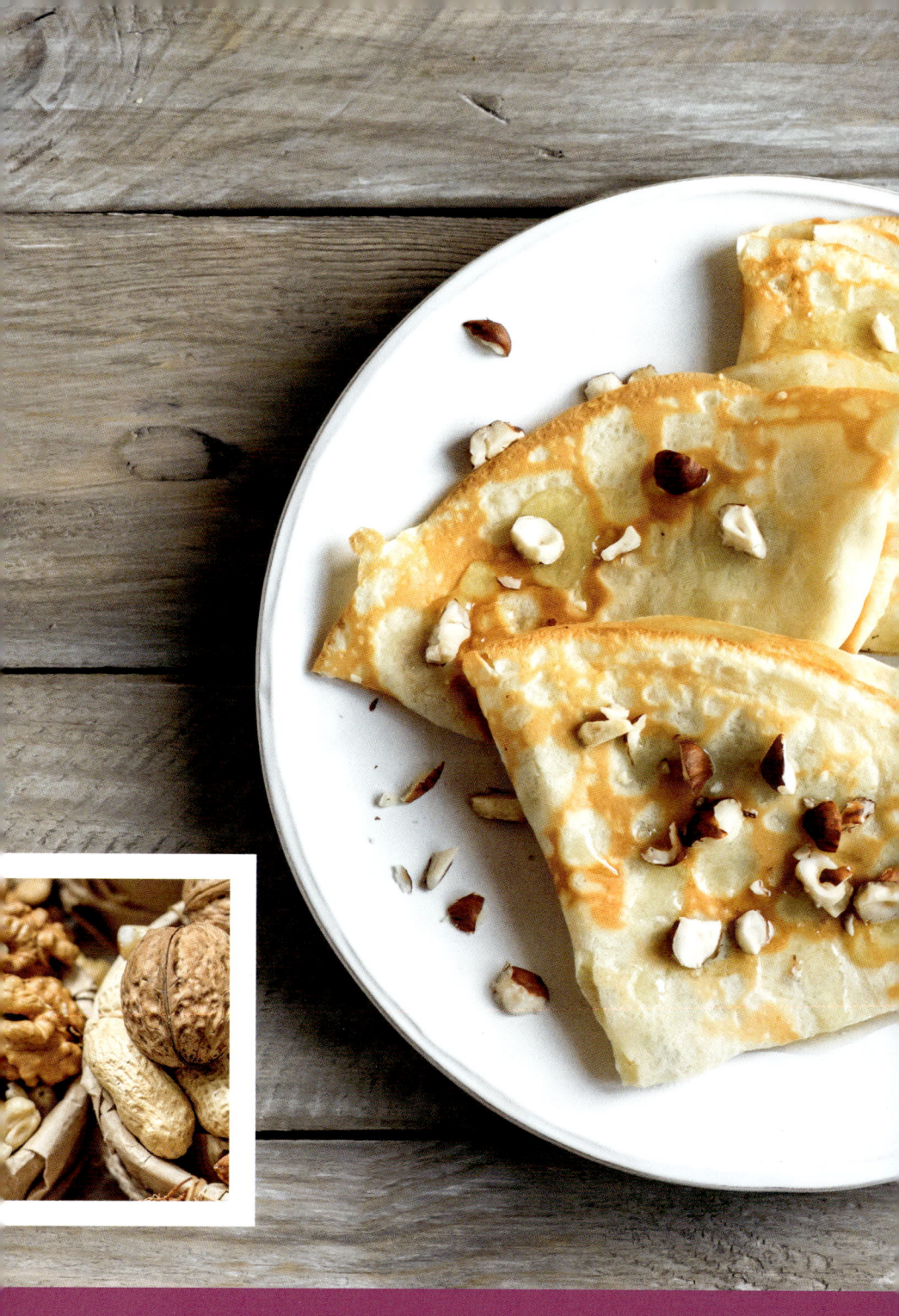

REZEPTE: DEINE SNACKS

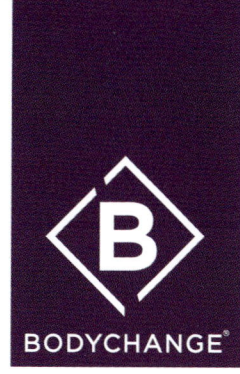

BODYCHANGE®

REZEPTE

Deine Snacks

SCHOKO-COOKIES

150 g Mandelmehl

75 g Butter

50 g Xylit

1 Ei

1,5 TL Backpulver

3 EL Kakao Pulver

50 g Mandeln, gehobelt

1. Den Backofen auf 180 ° C Ober-/Unterhitze vorheizen.

2. Alle Zutaten bis auf die Mandelflocken in eine Rührschüssel geben und mit einem Handrührgerät zu einem Teig verarbeiten.

3. Auf einer mit Mandelmehl bestäubten Arbeitsfläche den Teig zu einer ca. 4–5 cm dicken Rolle ausrollen. Anschließend ca. 1,5 cm dicke Scheibchen abschneiden und mit den Händen in die gewünschte Cookie-Form drücken.

4. Cookies auf ein mit Backpapier ausgelegtes Backblech legen und nach Belieben mit den gehobelten Mandeln garnieren. Anschließend ca. 10–15 Minuten auf der mittleren Schiene im Ofen backen.

5. Cookies auskühlen lassen und in einer Keksdose aufbewahren.

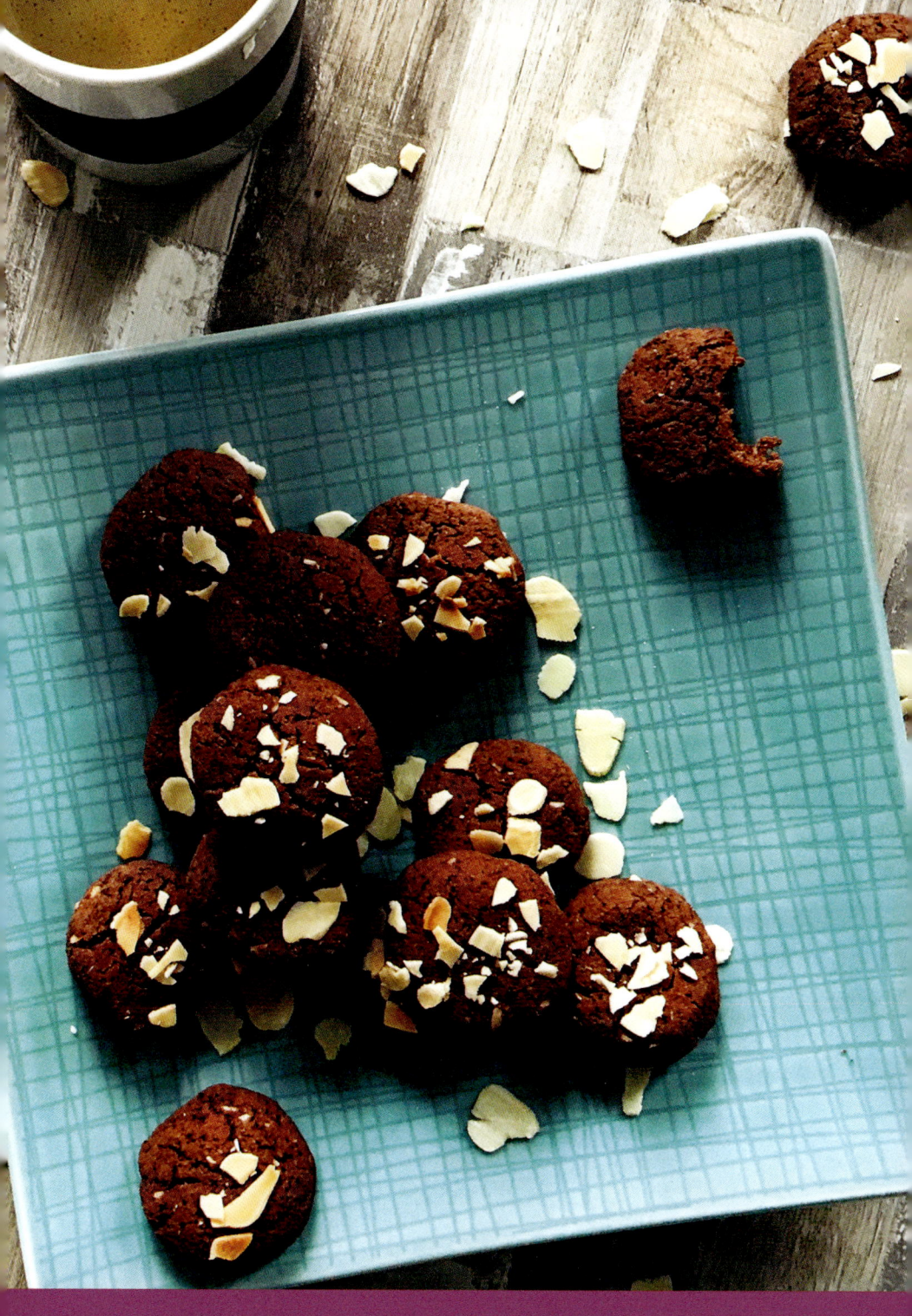

KICHERERBSENSNACK

250 g Kichererbsen
(Konserve)

2 EL Olivenöl

Chiliflocken, Salz und
frisch gemahlener
Pfeffer

1. Den Backofen auf 170 °C Ober-/Unterhitze vorheizen.

2. Die Kichererbsen gut abspülen, abtropfen lassen und anschließend in eine Schüssel geben. Olivenöl, Chiliflocken, Salz und Pfeffer zu den Kichererbsen geben und alles gut vermischen.

3. Die gewürzten Kichererbsen auf einem Backblech verteilen und im vorgeheizten Backofen 30–45 Minuten rösten.

TIPP:
Gebackene Kichererbsen eignen sich auch hervorragend als Topping zu frischen Zucchininudeln oder gedünstetem Gemüse deiner Wahl!

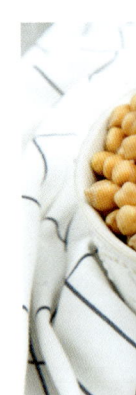

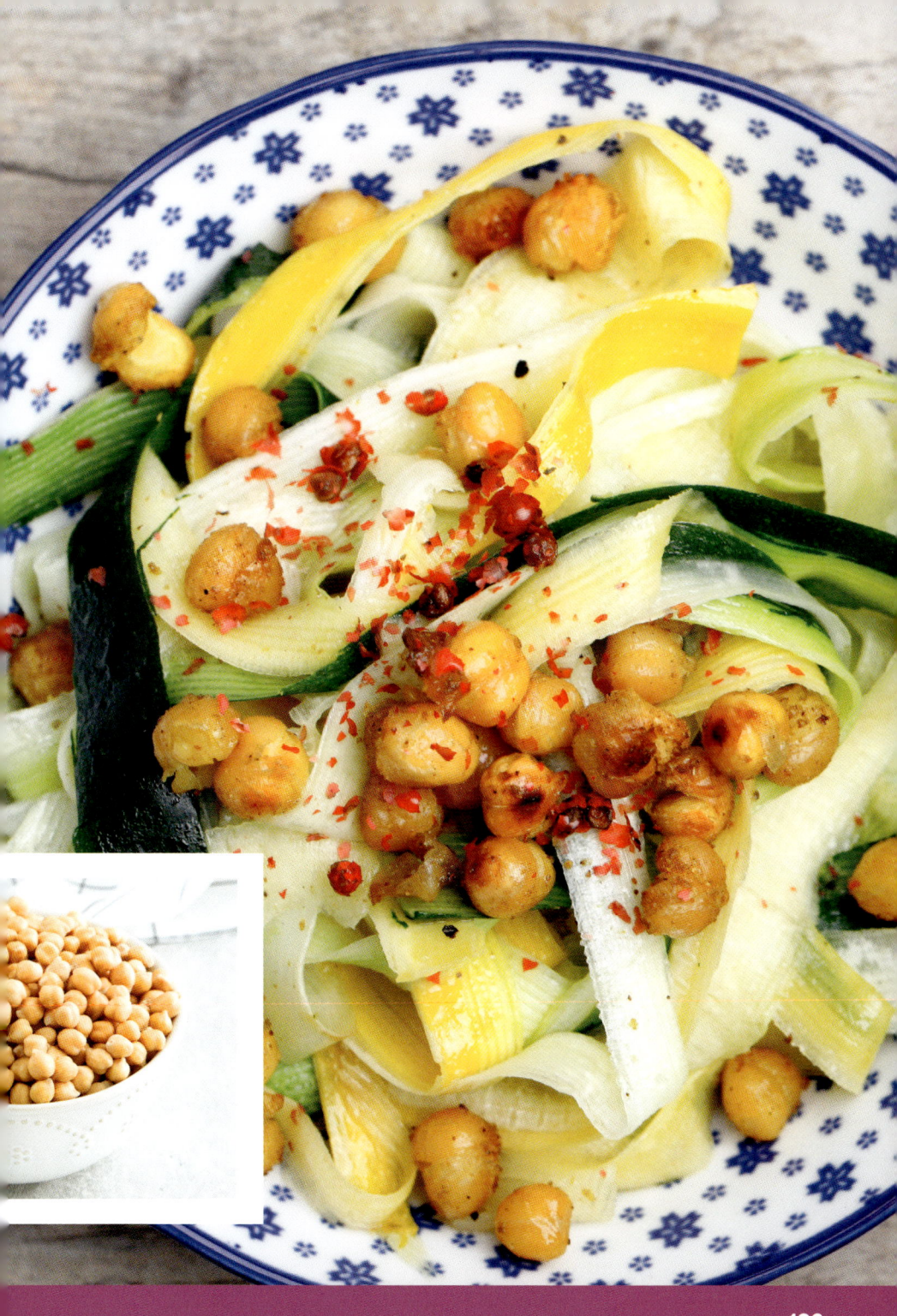

GEMÜSESTICKS MIT HUMMUS

Für den Hummus:

1 Knoblauchzehe

200 g Kichererbsen (Konserve)

1½ Zitronen

5 EL Olivenöl

5 EL kaltes Wasser

2 TL Tahini

1 TL Kreuzkümmel

½ TL Salz

Paprikapulver edelsüß zum Bestreuen

Für die Gemüsesticks:

½ Gurke

1 Karotte

1 Stangensellerie

½ rote Paprika

½ gelbe Paprika

1. Für den Hummus den Knoblauch schälen und in Scheibchen schneiden. Die Kichererbsen unter fließendem Wasser gründlich abspülen und abtropfen lassen. Die Zitronen auspressen.

2. Knoblauch, Kichererbsen, Zitronensaft, Olivenöl, 2 Esslöffel Wasser, Tahini, Kreuzkümmel und Salz in einen Rührbecher geben und mit einem Stabmixer pürieren. Mehr Wasser dazugeben, bis die gewünschte Konsistenz erreicht ist. Umfüllen und mit Paprikapulver bestreuen.

3. Die Rohkost gründlich waschen, putzen und in fingerdicke Sticks schneiden.

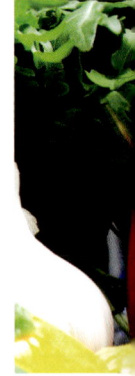

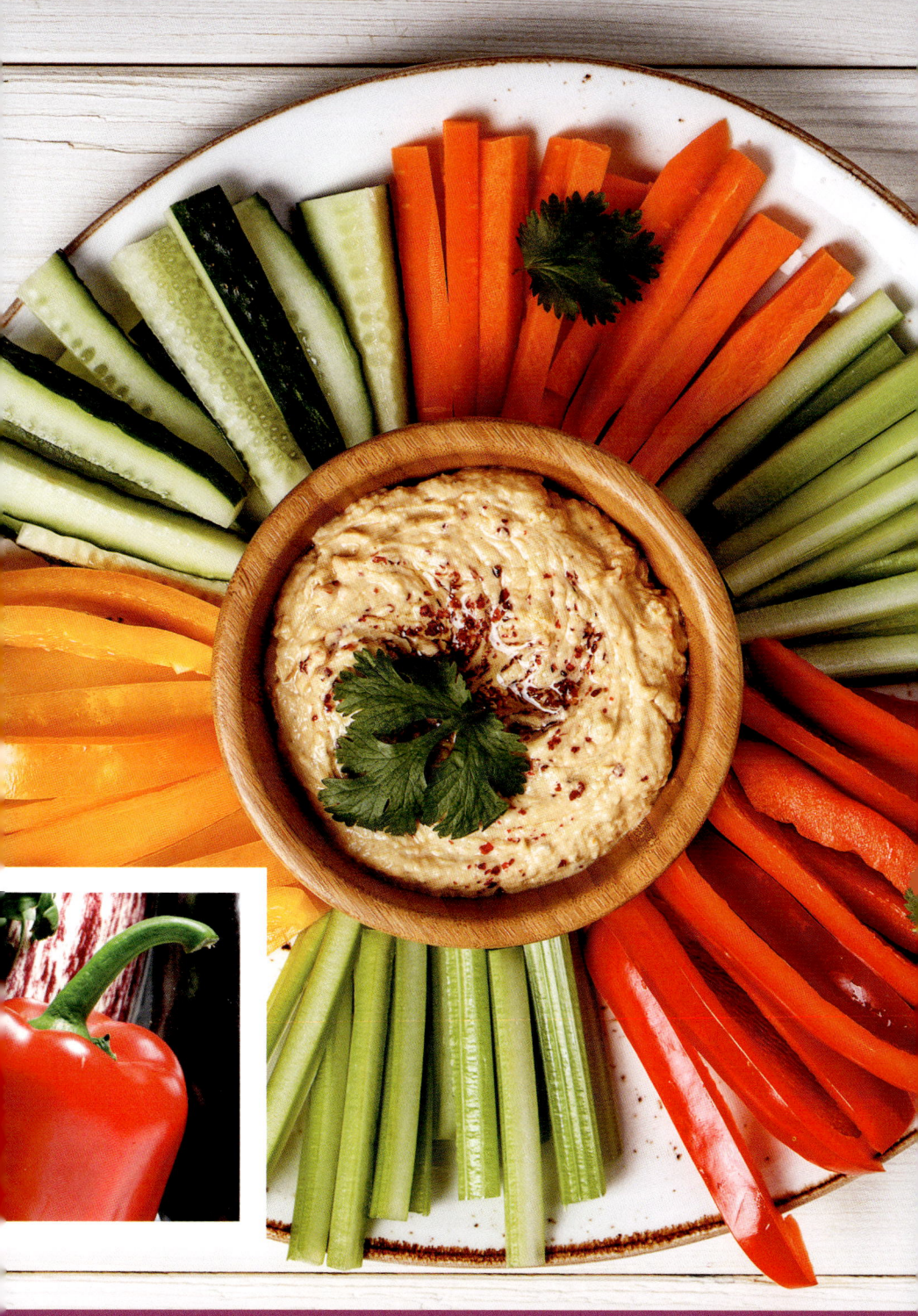

GEMÜSECHIPS

2 Karotten

1 frische Rote Bete

½ Knolle Sellerie

Olivenöl zum
Bestreichen

Salz

1. Den Backofen auf 130 °C Ober-/Unterhitze vorheizen.

2. Karotten, Rote Bete und Sellerie schälen und mit einer
   Mandoline oder mit der Küchenmaschine in dünne Scheiben
   hobeln.

3. Zwei Backbleche mit Backpapier auslegen und die Gemüse-
   scheiben darauf verteilen, anschließend mit etwas Öl
   bestreichen.

4. 45 Minuten im Ofen backen, gelegentlich kontrollieren und nach
   25 Minuten wenden. Sobald die Chips trocken und kross sind,
   aus dem Ofen nehmen, salzen und vollständig abkühlen lassen.

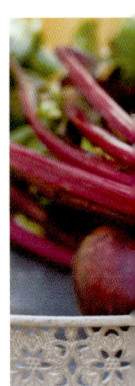

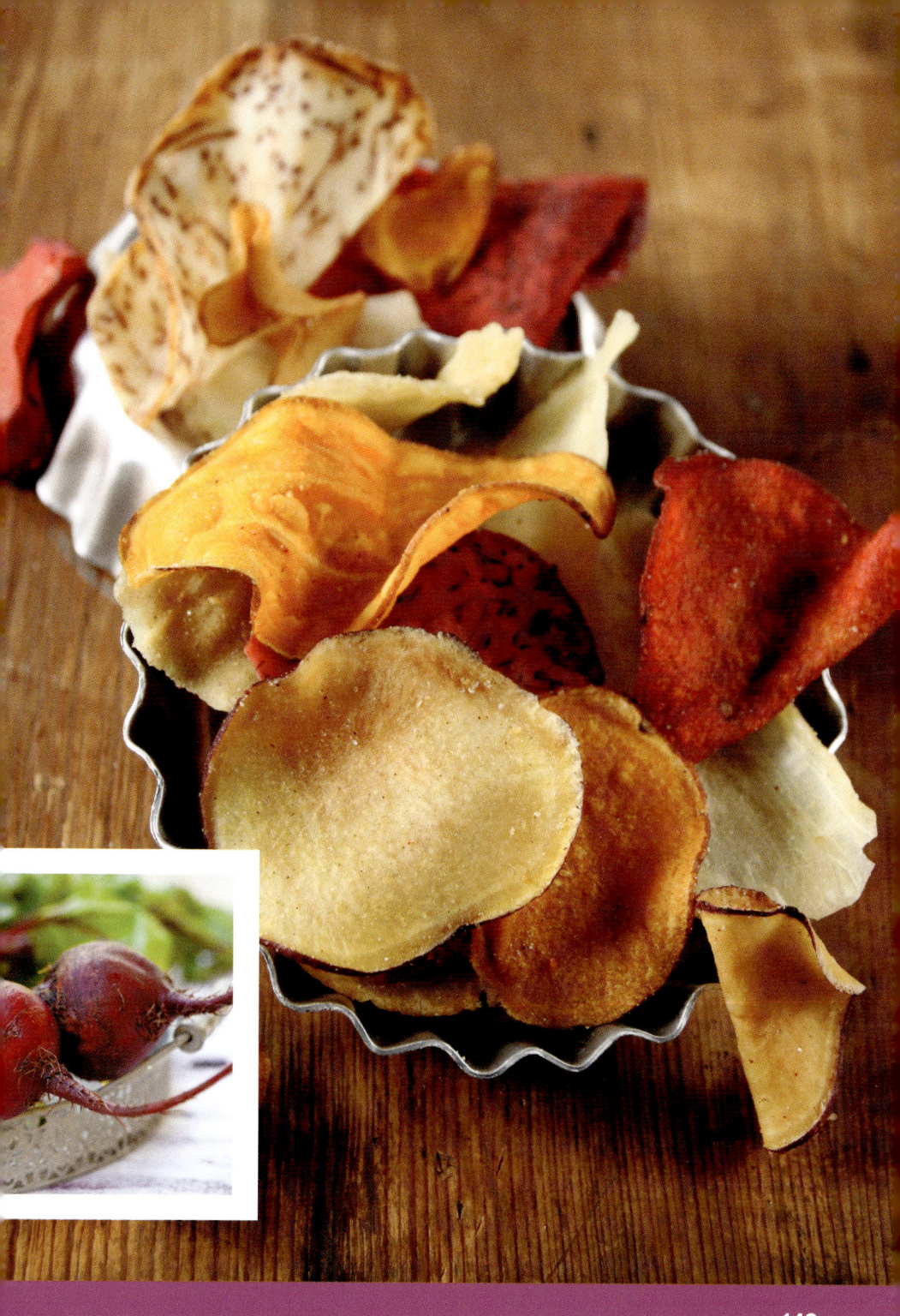

REZEPTE: DEINE SUPPEN UND EINTÖPFE

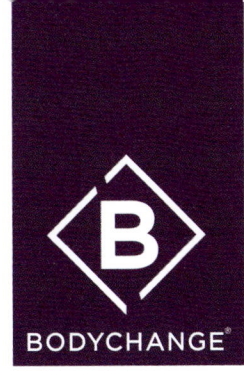

BODYCHANGE®

REZEPTE

Deine Suppen und Eintöpfe

CHILI CON CARNE

3 EL Olivenöl

200 g Rinderhack-
fleisch

1 Zwiebel

2 Möhren

1 Paprika

1 Chili

1 Knoblauchzehe

2 Tomaten

200 g Kidneybohnen
(Konserve)

100 g Mais (Konserve)

250 ml Tomatensauce
(ohne Zucker)

1 TL Senf
(ohne Zucker)

Salz und frisch ge-
mahlener Pfeffer

½ TL entöltes
Kakaopulver

Etwas Basilikum

1. 2 Esslöffel Olivenöl in einer Pfanne erhitzen und das Hackfleisch darin scharf anbraten.

2. Zwiebel, Möhren, Paprika, Chili, Knoblauch und Tomaten waschen, putzen und in kleine Stücke schneiden.

3. Den verbliebenen Esslöffel Olivenöl in einer zweiten Pfanne erhitzen und das Gemüse darin anbraten. Das Hackfleisch und das Gemüse in einen großen Topf füllen.

4. Die Bohnen und den Mais unter fließendem Wasser abspülen, abtropfen lassen und ebenfalls in den Topf geben. Tomatensauce zugeben und mit Senf, Pfeffer, Salz und Kakao abschmecken.

5. Das Basilikum waschen, trocken schütteln, klein schneiden und in den Topf geben. Alles kurz aufkochen und heiß servieren.

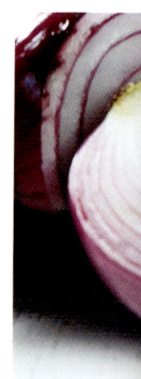

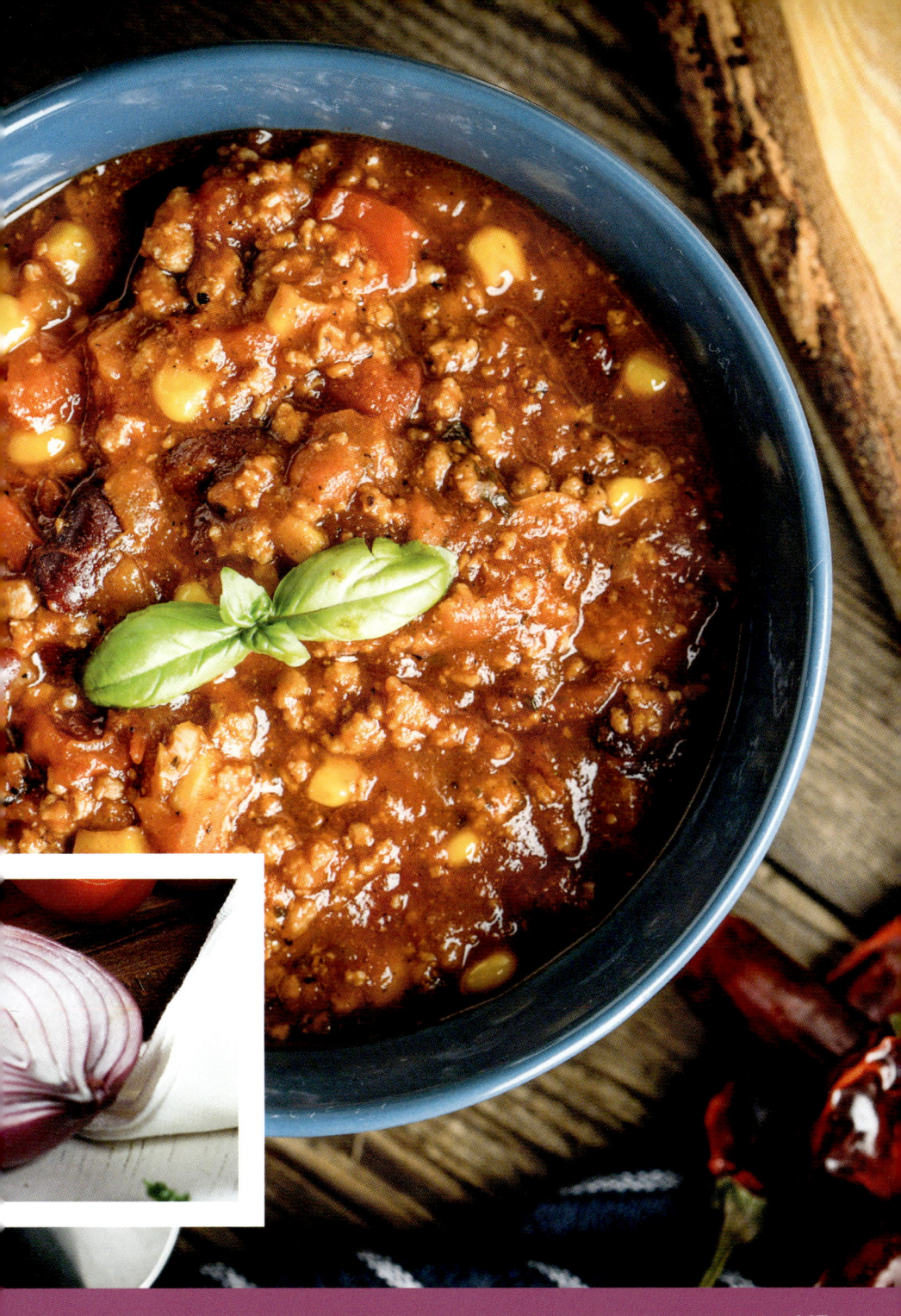

THAISUPPE MIT HUHN

1 Knoblauchzehe

20 g Ingwerwurzel

je 1 Zucchini, Paprika und Möhre

100 g Brechbohnen

1 EL Olivenöl

250 ml Gemüsebrühe

100 ml Kokosmilch

1 TL gelbe Currypaste

200 g Hähnchen-brustfilet

2 TL Zitronensaft

Salz und frisch ge-mahlener Pfeffer

1. Die Knoblauchzehe abziehen, Ingwer schälen und reiben. Zucchini und Paprika waschen, Möhre schälen und alles klein schneiden. Brechbohnen waschen, putzen und fünf Minuten in Salzwasser kochen, dann abgießen.

2. Das Öl in einem Topf erhitzen. Das Gemüse mit Knoblauch und Ingwer darin 1 Minute andünsten. Brühe und Kokosmilch zugießen. Die Currypaste einrühren und 7 Minuten bei mittlerer Hitze kochen.

3. Das Hähnchenbrustfilet waschen, mit Küchenpapier abtupfen und in Streifen schneiden. In den Topf geben und 7 Minuten bei mittlerer Hitze köcheln. Mit Zitronensaft, Pfeffer und Salz abschmecken.

TIPP:

Lass dir anstelle des Hähnchenbrustfilets 200 g Sojahack oder Sojaschnetzel schmecken. Das gibst du ebenfalls zur Brühe und lässt die Suppe so lange köcheln, bis es weich ist (siehe Packungsanweisung).

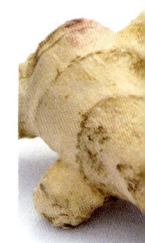

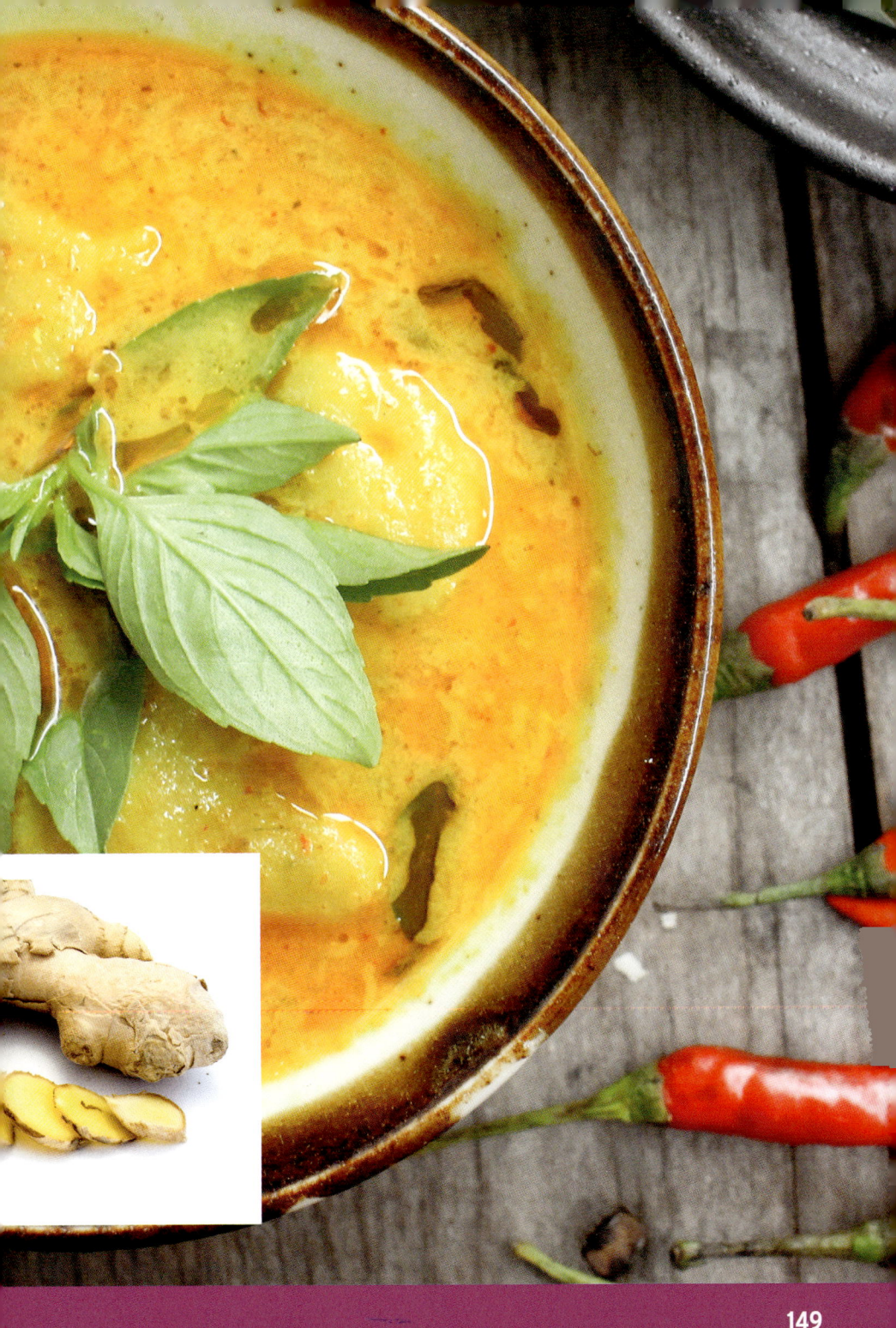

KÜRBIS-KICHERERBSEN-CURRY

1 Hokkaidokürbis

350 g Kichererbsen
(Konserve)

400 ml Kokosmilch

1 TL rote Currypaste

2 EL Sojasauce

Cayennepfeffer,
Salz und frisch
gemahlener Pfeffer

1. Den Kürbis waschen und im Ganzen ca. 40 Minuten bei 200 °C Ober-/Unterhitze (nicht vorheizen) im Ofen garen.

2. Die Kichererbsen unter fließendem Wasser abspülen und gut abtropfen lassen.

3. Die Kokosmilch in einem Topf bei mittlerer Hitze erwärmen, die Kichererbsen hinzufügen und mit Currypaste und Sojasauce würzen.

4. Den Kürbis aus dem Ofen nehmen, halbieren, entkernen und in mundgerechte Stücke schneiden. Das Fruchtfleisch in den Topf zur Kokosmilch geben und das Ganze 10 Minuten köcheln. Zum Schluss mit Cayennepfeffer, Salz und Pfeffer abschmecken und nach Belieben mit frischen Kräutern dekorieren.

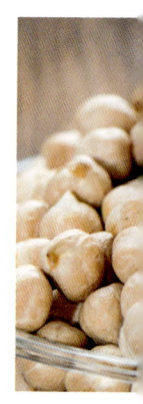

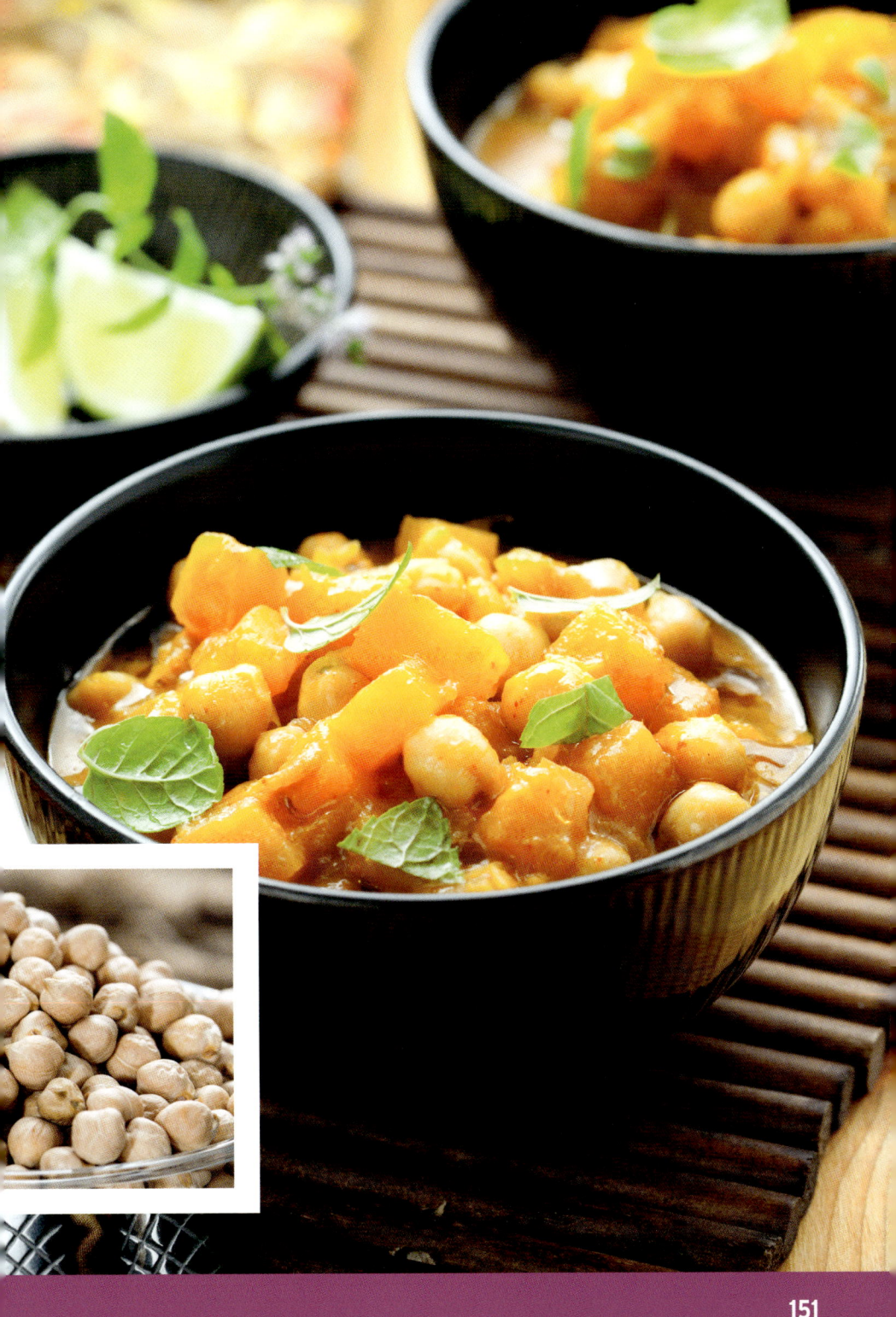

LINSENSUPPE

1 Zwiebel

1 EL Olivenöl

1 Stange Porree

2 große Möhren

½ Knolle Sellerie

1½ l Gemüsebrühe

250 g getrocknete Tellerlinsen

½ Bund Petersilie

2 EL Kräuteressig

Salz und frisch gemahlener Pfeffer

1. Die Zwiebel abziehen und fein hacken. Das Olivenöl in einem großen Topf erhitzen und die Zwiebel darin andünsten, nicht braun werden lassen.

2. Porree, Möhren und Sellerie putzen, schälen und fein würfeln. Zu den Zwiebeln geben, kurz andünsten und anschließend mit der Brühe ablöschen. Die Linsen unter fließendem Wasser abspülen und abtropfen lassen.

3. Die Gemüsebrühe aufkochen und die Linsen dazugeben. Das Ganze 40 Minuten köcheln lassen, bis die Linsen weich sind.

4. Derweil die Petersilie waschen, trocken schütteln und die Blätter hacken. Die Suppe mit Kräuteressig, Salz und Pfeffer abschmecken.

5. Mit Petersilie bestreut servieren.

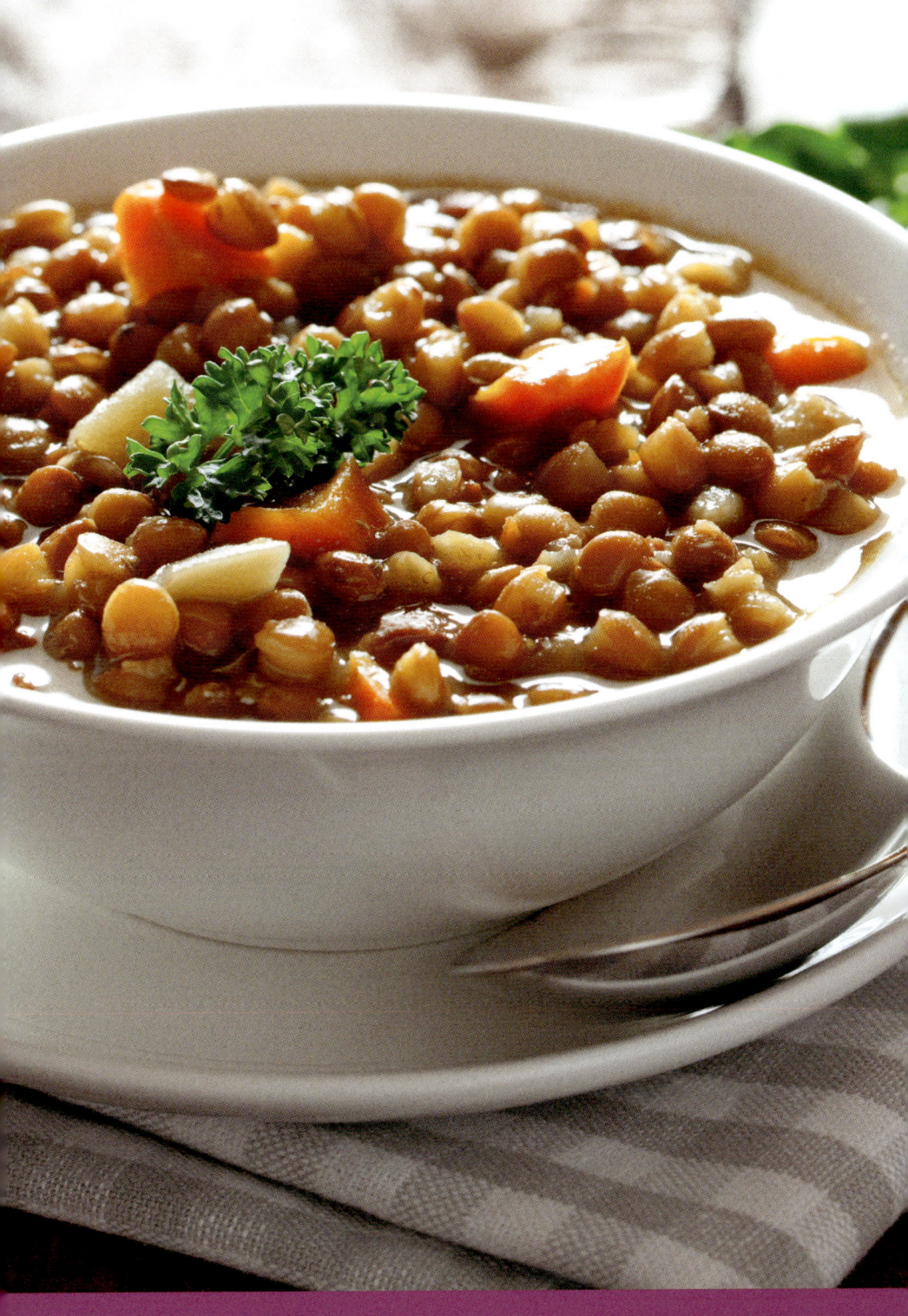

REZEPTE: DEINE SALATE

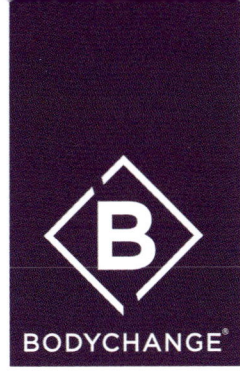

REZEPTE

Deine Salate

NIZZA-SALAT (SALADE NIÇOISE)

3 Eier

100 g Brechbohnen

2 Tomaten

½ gelbe Paprika

1 Handvoll grüne Salatblätter

½ Zwiebel

1 Dose Thunfisch (im eigenen Saft)

2 EL schwarze Oliven

1 EL Kapern

1 EL Olivenöl

Salz und frisch gemahlener Pfeffer

1. Die Eier einstechen und in einem kleinen Topf mit kochendem Wasser 9 Minuten hart kochen.

2. Brechbohnen waschen, putzen und 5 Minuten in Salzwasser kochen, dann abgießen.

3. Tomaten und Paprika waschen, putzen und klein schneiden. Die Salatblätter waschen und trocken schütteln oder mit Küchenpapier abtupfen. Die Zwiebel abziehen und in feine Streifen schneiden.

4. Den Thunfisch abtropfen lassen und größere Stücke zerkleinern.

5. Die Eier schälen und achteln. Auf zwei Tellern Salat, Eier, Tomaten, Paprika, Brechbohnen, Oliven, Kapern und Zwiebel anrichten. Mit dem Olivenöl beträufeln und mit Salz und Pfeffer würzen.

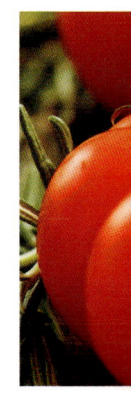

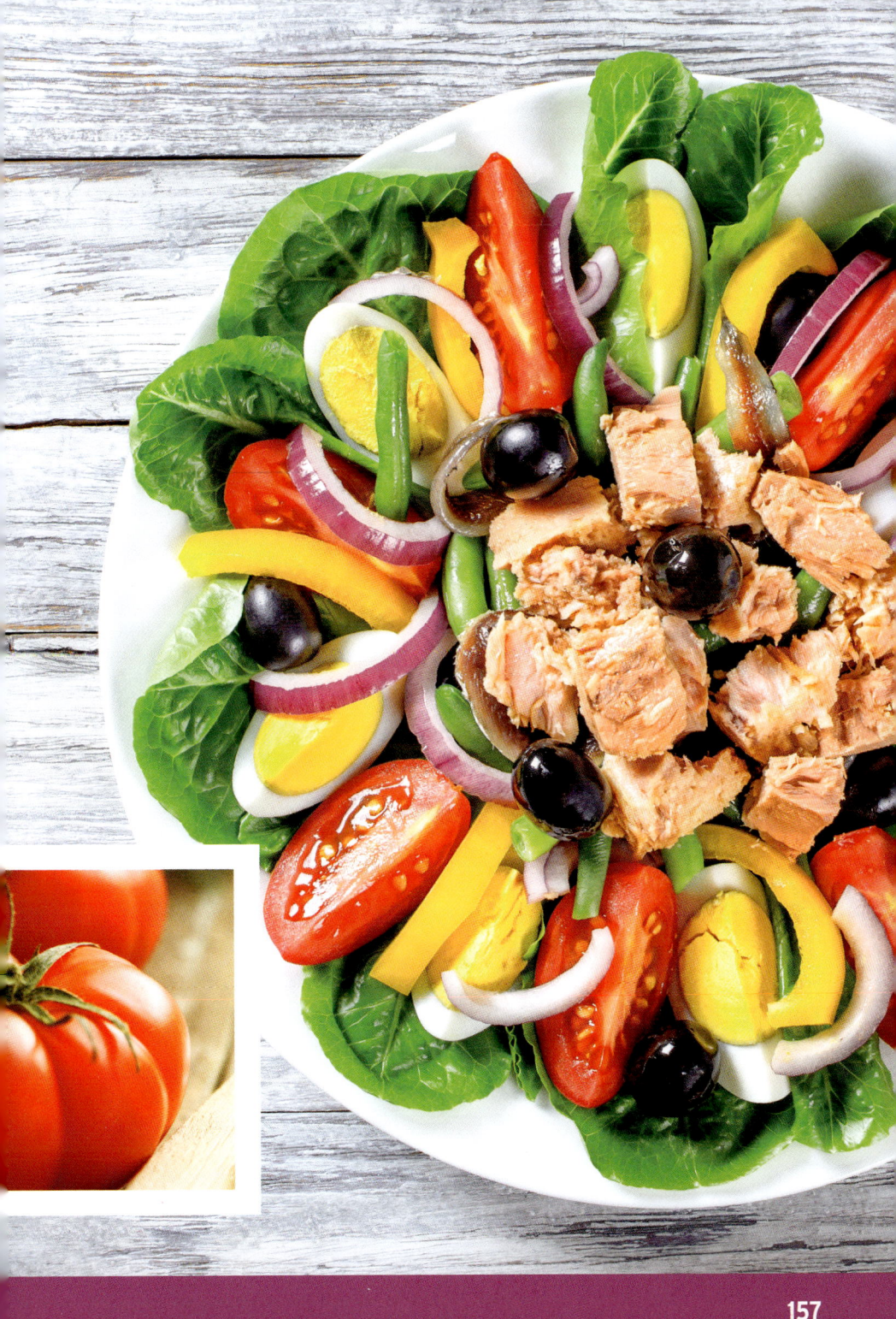

FALAFEL MIT SALAT

200 g getrocknete
Kichererbsen

1 kleine Zwiebel

1 Knoblauchzehe

¼ Chili

3 Stängel Petersilie

Saft von 1 Limette

Gemahlener
Koriander und
Kreuzkümmel,
Salz und frisch
gemahlener Pfeffer

3 EL Sonnenblumenöl

Verschiedene Salate
nach Wahl (z.B.
Rucola)

Für das Dressing:

3 EL Cashewmus

Etwas Wasser

Saft von 1 Zitrone

1 EL Apfelessig

1 EL Olivenöl

Salz und frisch
gemahlener Pfeffer

Frischer Dill

1. Die Kichererbsen mindestens zwölf Stunden in Wasser einweichen, dabei einmal das Wasser wechseln. Die Kichererbsen anschließend unter fließendem Wasser abspülen und in der Küchenmaschine grob zerkleinern.

2. Den Backofen auf 200 °C Ober-/Unterhitze vorheizen.

3. Zwiebel, Knoblauch, Chili und Petersilie ebenfalls zerkleinern und zu den Kichererbsen geben. Limette auspressen und den Saft zur Kichererbsenmasse gießen. Kräftig mit Koriander, Kreuzkümmel, Salz und Pfeffer würzen. Den Teig durchkneten, tischtennisballgroße Kugeln formen und diese auf einem mit Backpapier ausgelegten Blech verteilen.

4. Die Bällchen mit Sonnenblumenöl einpinseln und 15 Minuten im vorgeheizten Ofen backen, bis sie goldbraun sind.

5. Für das Dressing Cashewmus, etwas Wasser, Zitronensaft, Apfelessig und Olivenöl verrühren und mit Salz und Pfeffer würzen. Nach Belieben etwas frischen Dill dazugeben.

6. Die Falafel auf Salat anrichten und mit Dressing garnieren.

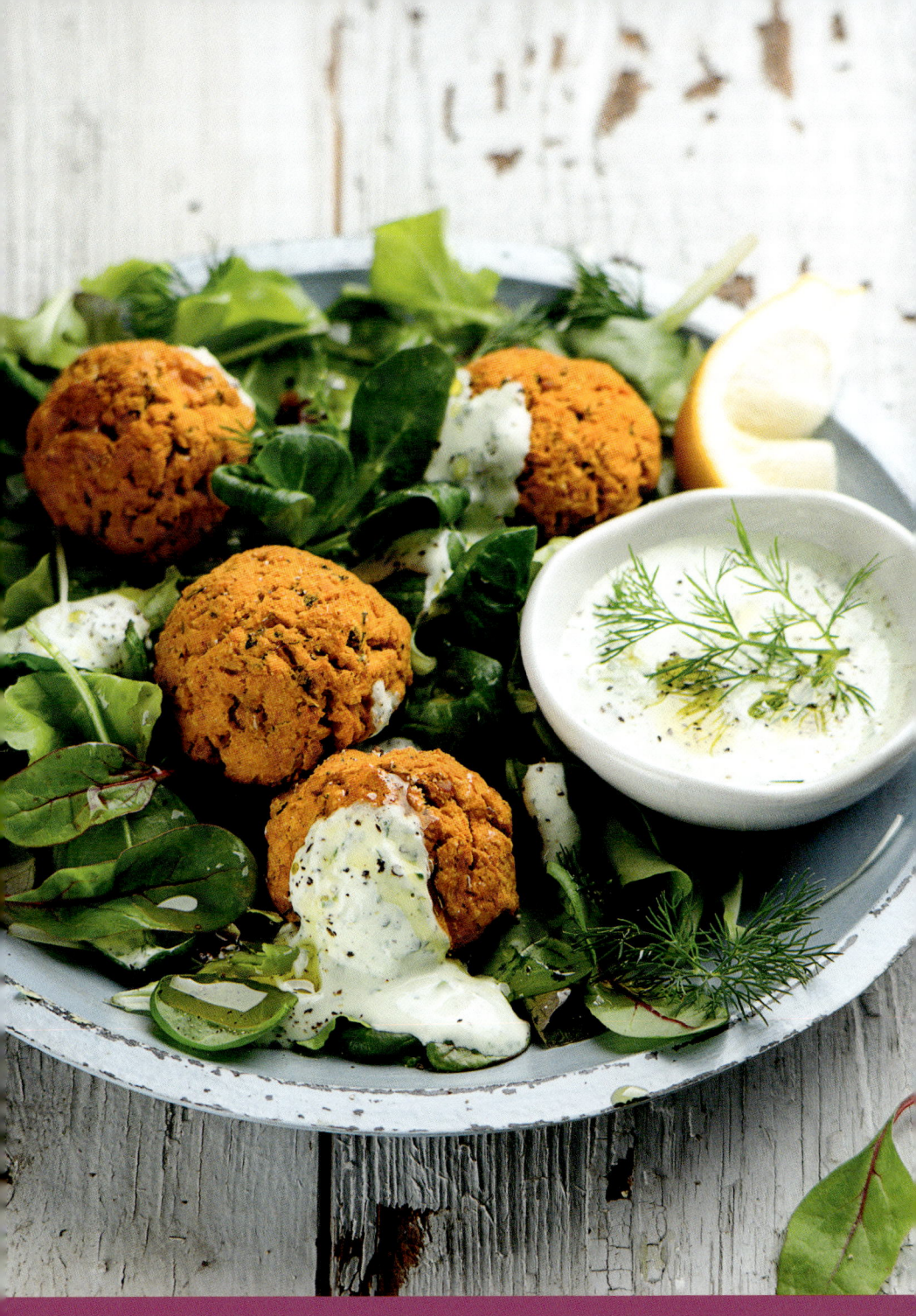

BUNTER NUDELSALAT

250 g Kichererbsen-
nudeln

Je ½ rote und gelbe
Paprika

1 Cornichon

5 EL weißer
Balsamessig

5 EL Olivenöl

Salz und Pfeffer

50 g Schinkenwürfel

Frisches Basilikum

2 EL Schnittlauch,
gehackt

1. Die Nudeln nach Anleitung kochen und abkühlen lassen.

2. Paprika waschen, putzen und in kleine Würfel schneiden. Cornichon in dünne Scheiben schneiden.

3. Ein Dressing aus Balsamessig und Olivenöl verrühren und mit Salz und Pfeffer abschmecken.

4. Alle Zutaten in eine Schüssel geben und gut vermengen. Den Nudelsalat bis zum Verzehr ziehen lassen – gegebenenfalls im Kühlschrank. Vor dem Verzehr mit Basilikum und Schnittlauch garnieren.

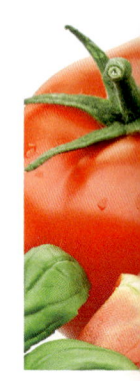

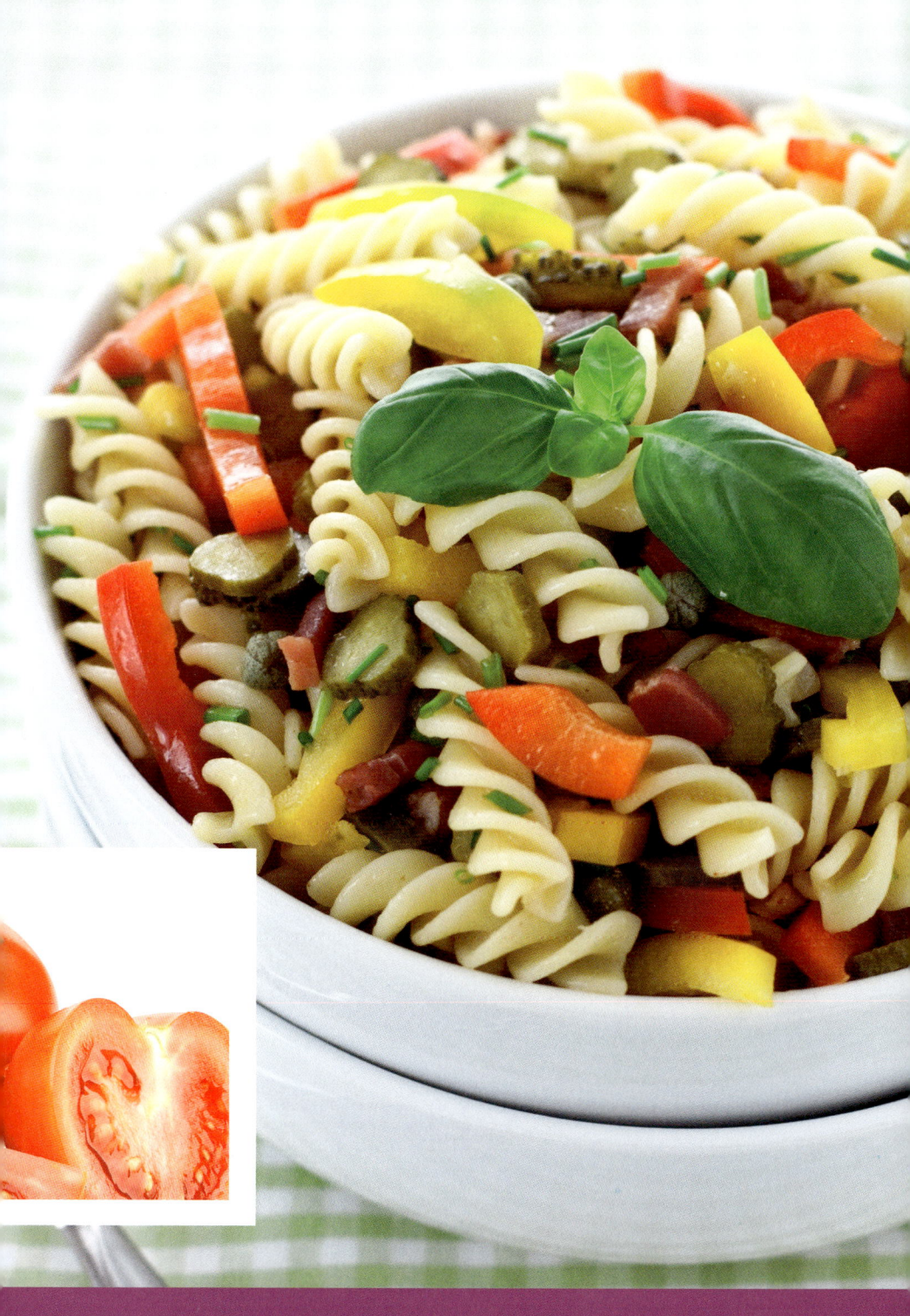

INSALATA ITALIA

4 Eier

100 g Feldsalat

2 Tomaten

2 EL Olivenöl

1 EL Essig

1 TL Senf

Salz und frisch ge-
mahlener Pfeffer

1. Die Eier einstechen und in einem kleinen Topf in kochendem Wasser 9 Minuten hart kochen. Den Salat waschen, putzen und in einem Sieb abtropfen lassen. Die Tomaten waschen und vierteln.

2. Aus Olivenöl, Essig, Senf, Pfeffer und Salz eine Vinaigrette zubereiten.

3. Die Eier schälen und halbieren. Den Feldsalat auf zwei Tellern anrichten. Tomaten und Eier darauf verteilen und mit der Vinaigrette beträufeln.

TIPP:

Genieße diesen Salat auch mit allerlei Gemüse anstelle der Eier, so kannst du dir einen leckeren veganen Salat schmecken lassen. Geröstete Kichererbsen und Hummus schmecken hierzu auch besonders gut.

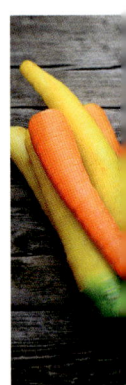

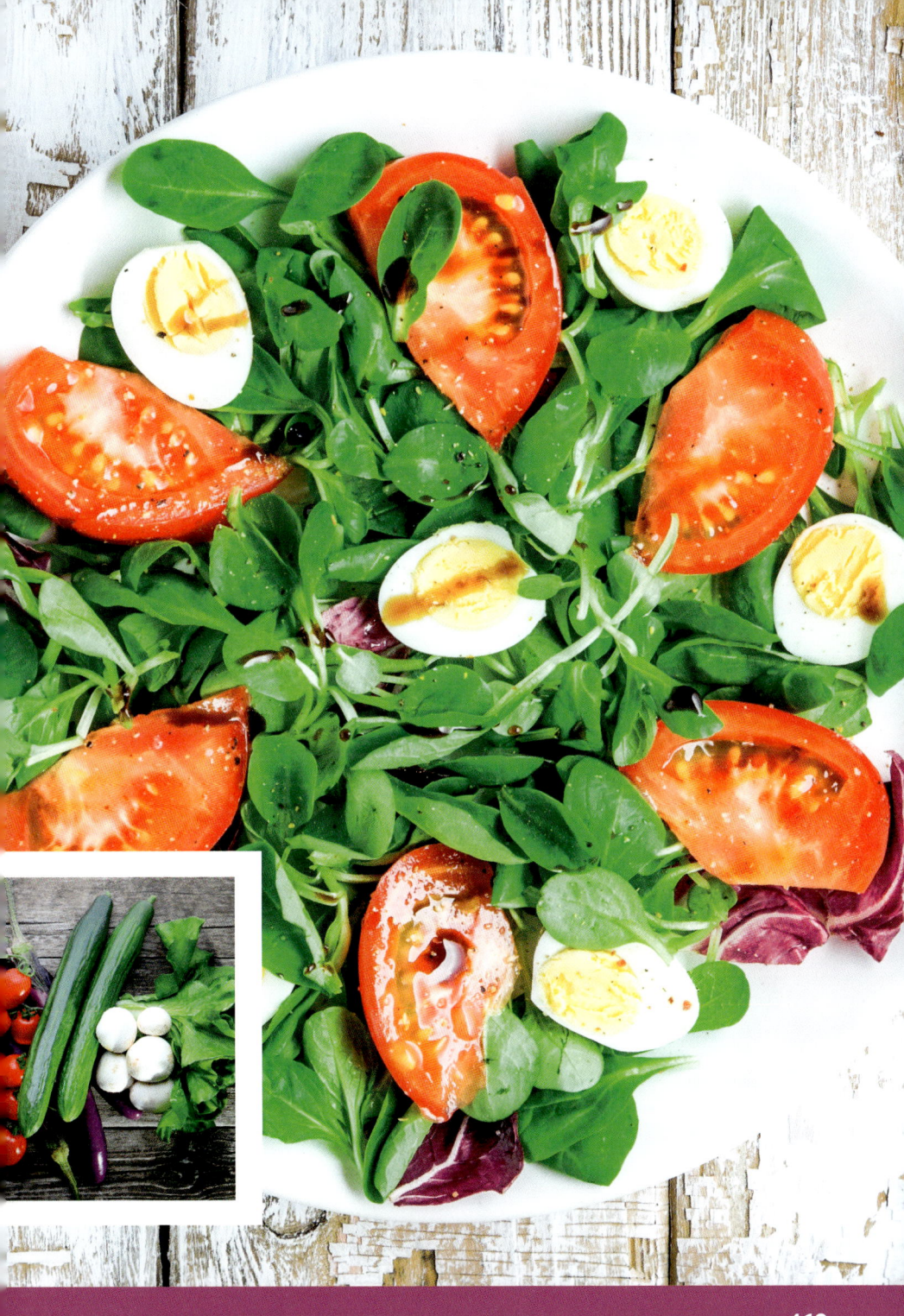

REZEPTE: DEINE HAUPTGERICHTE

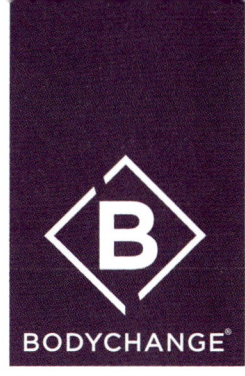

BODYCHANGE®

REZEPTE

Deine Hauptgerichte

FLEISCHBÄLLCHEN MIT OFENGEMÜSE

1 Chili

400 g Hackfleisch

1 Ei

1 EL Leinsamen

Salz und frisch gemahlener Pfeffer

250 g Champignons

1 Bund Frühlingszwiebeln

250 g Cocktailtomaten

Etwas Öl

1. Den Backofen auf 200 °C Ober-/Unterhitze vorheizen.

2. Den Chili waschen und fein hacken. Hackfleisch mit Ei, Leinsamen und dem gehackten Chili verkneten. Mit Salz und Pfeffer würzen. Anschließend die Farce zu kleinen Bällchen formen und in eine Auflaufform legen.

3. Champignons putzen und im Ganzen zu den Hackfleischbällchen geben. Die Frühlingszwiebeln waschen und in grobe Stücke schneiden. Die Tomaten waschen und mit den Frühlingszwiebeln ebenfalls in die Form geben. Zum Schluss alles mit Öl beträufeln und mit Salz und Pfeffer würzen.

4. 30–40 Minuten im Ofen braten.

TIPP:
Für die vegane Alternative kannst du statt Fleischbällchen knusprige Falafel verwenden. Diese bereitest du separat zu, während das Gemüse im Ofen ist. Hummus schmeckt hierzu besonders gut.

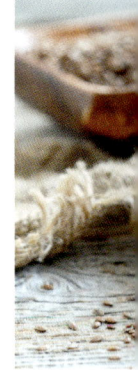

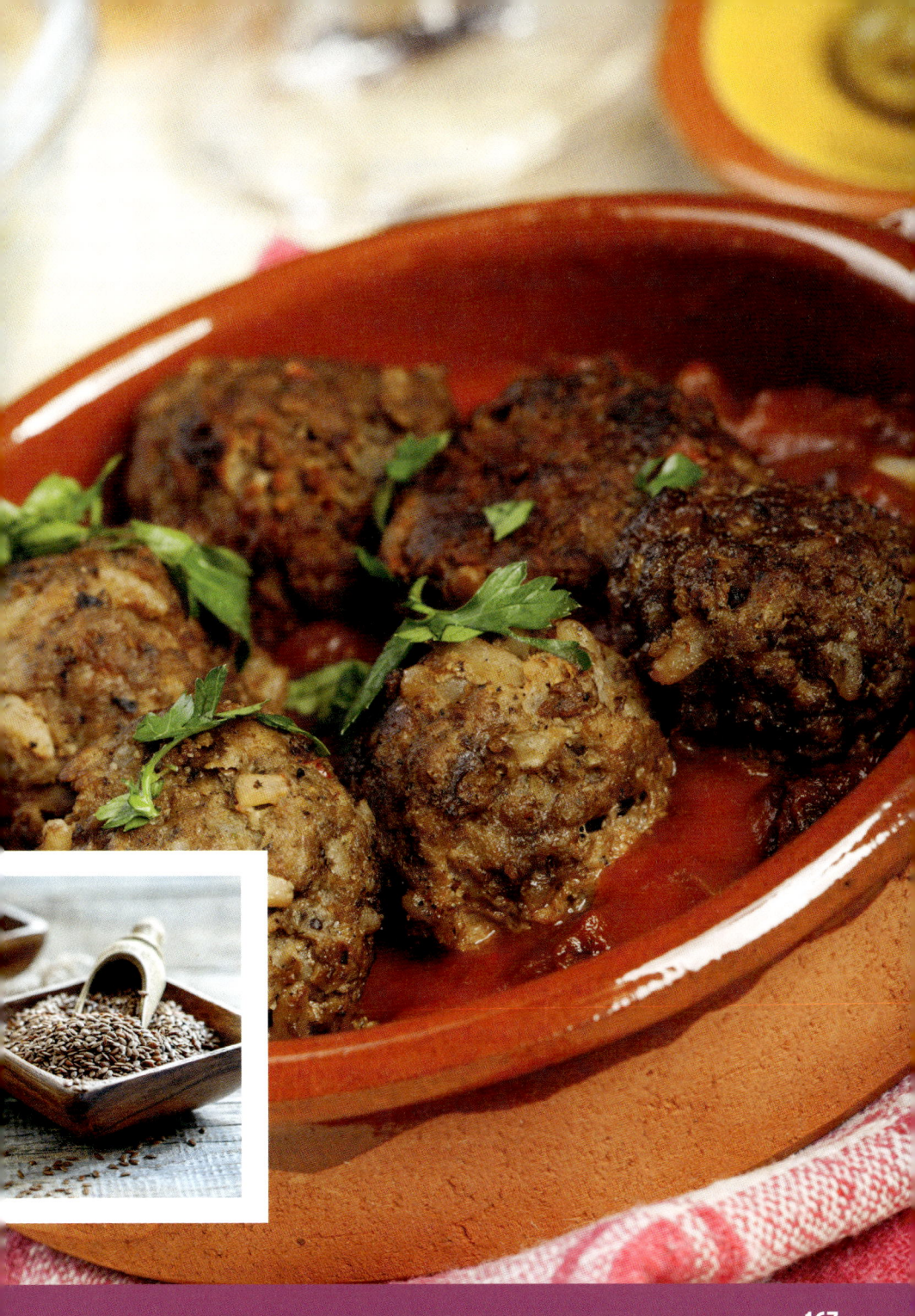

GLASNUDELN MIT HÄHNCHENCURRY

½ gelbe Paprika

¼ Zucchini

1 Handvoll Brokkoli-
röschen

1 Chili

250 g Hähnchen-
brustfilet

Öl zum Braten

400 ml Kokosmilch

4 El Sojasauce

2 TL Currypulver

½ Limette

Salz und frisch ge-
mahlenen Pfeffer

200 g Glasnudeln
aus Mungobohnen

1. Paprika, Zucchini, Brokkoli und Chili gründlich waschen und putzen. Paprika in dünne Streifen schneiden, Zucchini der Länge nach halbieren und anschließend in dünne Scheiben schneiden. Den Chili fein hacken.

2. Hähnchenfleisch waschen, trocken tupfen und in mundgerechte Stücke schneiden. Etwas Öl in einer Pfanne erhitzen und das Fleisch darin kurz anbraten. Kokosmilch, Sojasauce, Currypulver, den Saft der halben Limette und fein gehackten Chili zum Fleisch in die Pfanne geben.

3. Das Gemüse dazugeben und mit Salz und Pfeffer abschmecken. Kurz aufkochen und 10 Minuten sanft köcheln.

4. Währenddessen die Glasnudeln nach Packungsanleitung zubereiten.

5. Das Hähnchencurry mit den Glasnudeln anrichten.

TIPP:

Für die vegane Alternative verwendest du statt des Hühnchens 250 g Naturtofu. Diesen schneidest du in Würfel und brätst ihn in etwas Öl an. Die übrige Zubereitung bleibt gleich.

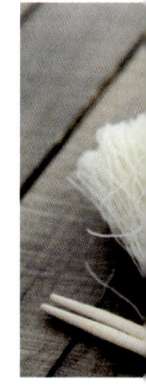

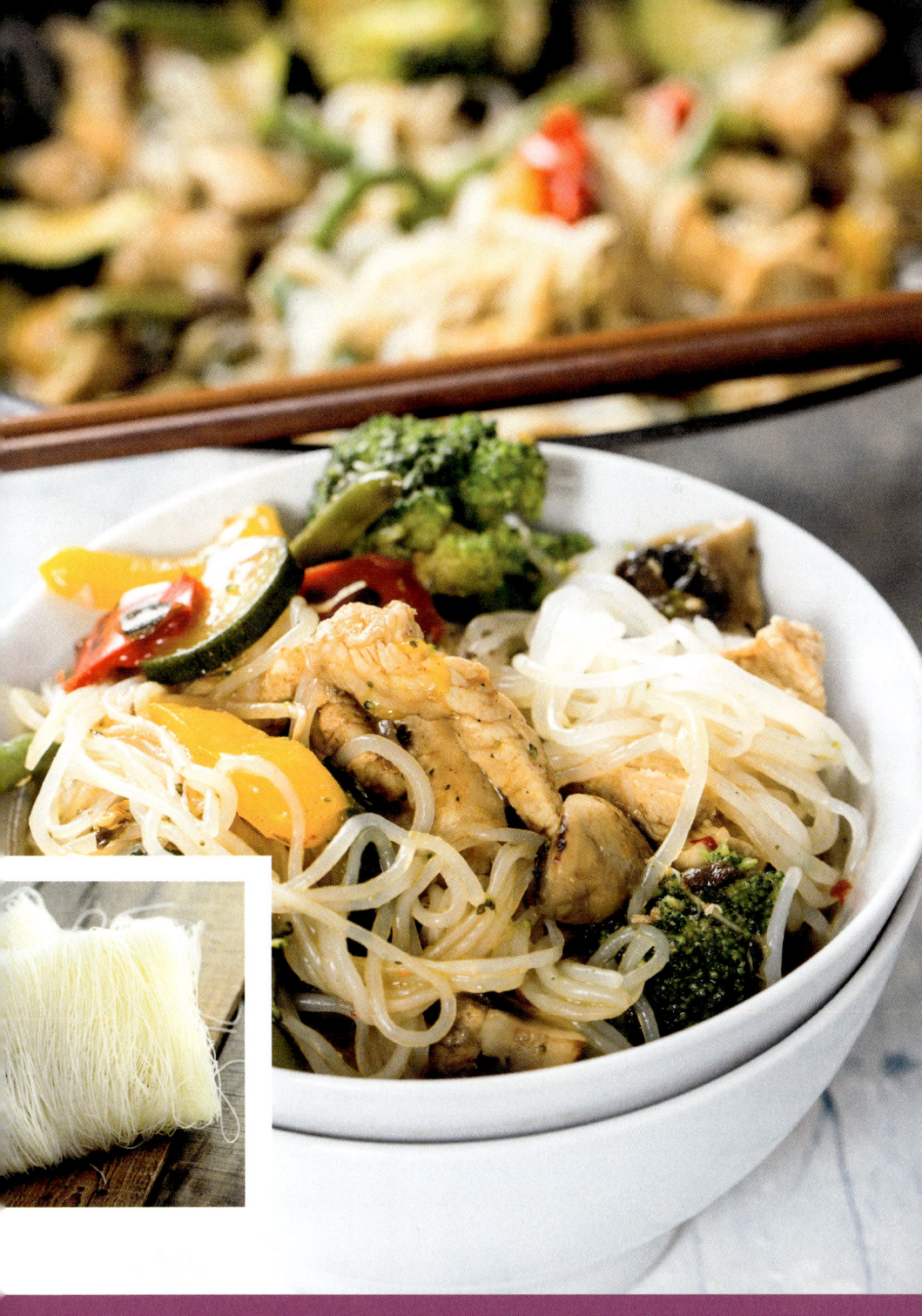

ASIAPFANNE

1 Zwiebel

1 Knoblauchzehe

1 Stk. Ingwer
(daumengroß)

2 Karotten

½ rote Paprika

½ gelbe Paprika

1 Chili

10 grüne Prinzess-
bohnen

2 Frühlingszwiebeln

2 EL Sesamöl

2 Putensteaks

1 kleine Dose Bam-
bussprossen

1 EL Fischsauce
(optional)

2 El Sojasauce
Salz und frisch ge-
mahlener Pfeffer

2 EL Sesam, schwarz
und weiß gemischt

1. Zwiebel, Knoblauch und Ingwer schälen und fein hacken. Karotten, Paprika, Chili, Bohnen und Frühlingszwiebeln waschen. Karotten in feine Stifte schneiden, Paprika in dünne Streifen schneiden. Bohnen halbieren und Frühlingszwiebeln grob hacken.

2. Das Sesamöl in einem Wok oder in einer großen Pfanne erhitzen.

3. Das Fleisch in Streifen schneiden und im Wok rundum kurz und scharf anbraten.

4. Das Fleisch an den Rand schieben und Zwiebel, Knoblauch, Ingwer und Chili in der Mitte des Woks andünsten.

5. Karotten und Bohnen in den Wok geben und kurz anbraten. Anschließend Paprika, abgetropfte Bambussprossen und Frühlingszwiebeln unterrühren. Das Gemüse sollte bissfest bleiben.

6. Mit der Fisch- und Sojasauce würzen. Bei Bedarf zusätzlich mit Salz und Pfeffer abschmecken.

7. Vor dem Verzehr mit Sesam garnieren.

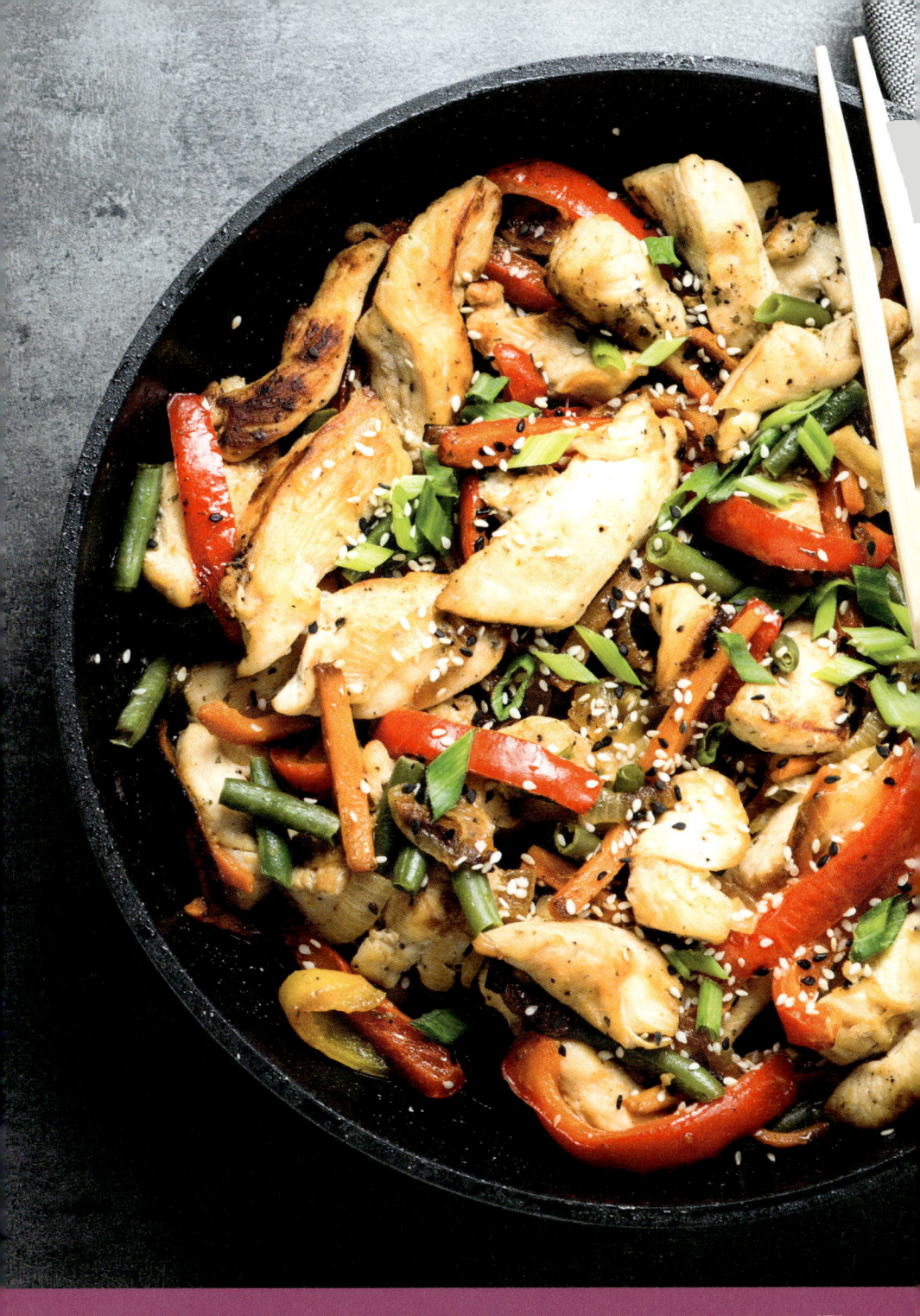

GEBRATENES PUTENSTEAK MIT BROKKOLI

1 Brokkoli

2 Putensteaks

Öl zum Braten

Salz und frisch ge-
mahlener Pfeffer und
Chiliflocken

1. Den Brokkoli waschen und in Röschen teilen. Diese in einem Topf mit kochendem Salzwasser bissfest garen.

2. Die Putensteaks waschen und gut trocken tupfen. Etwas Öl in einer Pfanne erhitzen und darin das Fleisch gar braten. Mit Salz, Pfeffer und Chiliflocken würzen.

3. Brokkoli und Putensteak auf zwei Tellern anrichten und sofort servieren.

TIPP:

Du kannst anstelle der Putensteaks für die vegane Variante auch Kichererbsen servieren. Toll schmeckt außerdem gebratener Tofu oder eine Fleischalternative deiner Wahl.

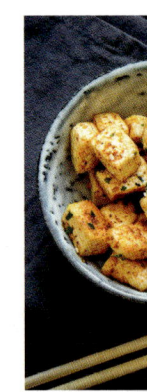

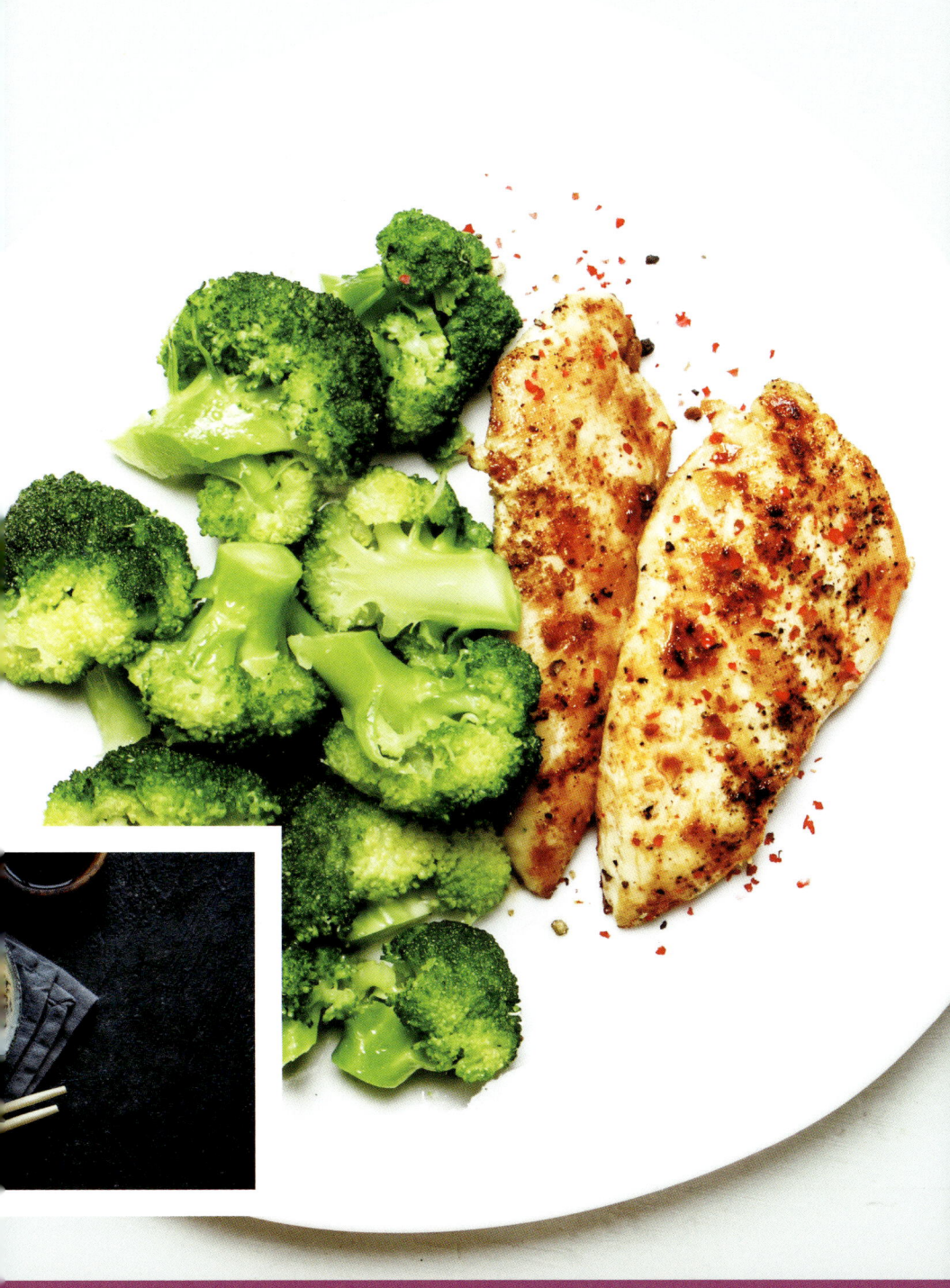

GEFÜLLTE UND ÜBERBACKENE AVOCADO

1 Avocado

Saft von 1 Zitrone

Salz und frisch
gemahlener Pfeffer

1 Hähnchenbrustfilet

2 Scheiben Speck

1 EL Olivenöl

Für den Tomatensalat:

12 Cocktailtomaten

4 getrocknete
Tomaten

½ kleine rote Zwiebel

1 EL Kräuteressig

1 EL Olivenöl

1. Den Backofen auf 130 °C Ober-/Unterhitze vorheizen. Die Avocado halbieren und den Kern entfernen. Die Schnittstellen mit Zitronensaft beträufeln, salzen und pfeffern. Das Hähnchenbrustfilet würfeln.

2. Den Speck in einer Pfanne auslassen, herausheben und beiseitestellen. In der gleichen Pfanne das Öl erhitzen und das gewürfelte Hähnchenfleisch darin anbraten. Salzen und pfeffern. Auf die beiden Avocadohälften verteilen und im vorgeheizten Ofen 12 Minuten backen.

3. Für den Tomatensalat die Tomaten waschen und vierteln. Die getrockneten Tomaten und die Zwiebel würfeln. Essig, Öl, Salz und Pfeffer zu einem Dressing verrühren und über das Gericht träufeln. Den ausgelassenen Speck darauf anrichten.

TIPP:

Verwende für die vegane Variante gebackene Kichererbsen statt Hähnchenfleisch. Diese werden einfach kurz in der Pfanne angebraten und mit Salz und Pfeffer gewürzt. Dann weiter der Anleitung folgen. Den Speck einfach weglassen.

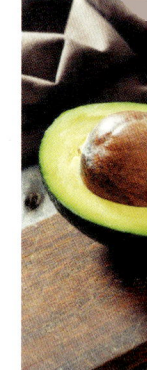

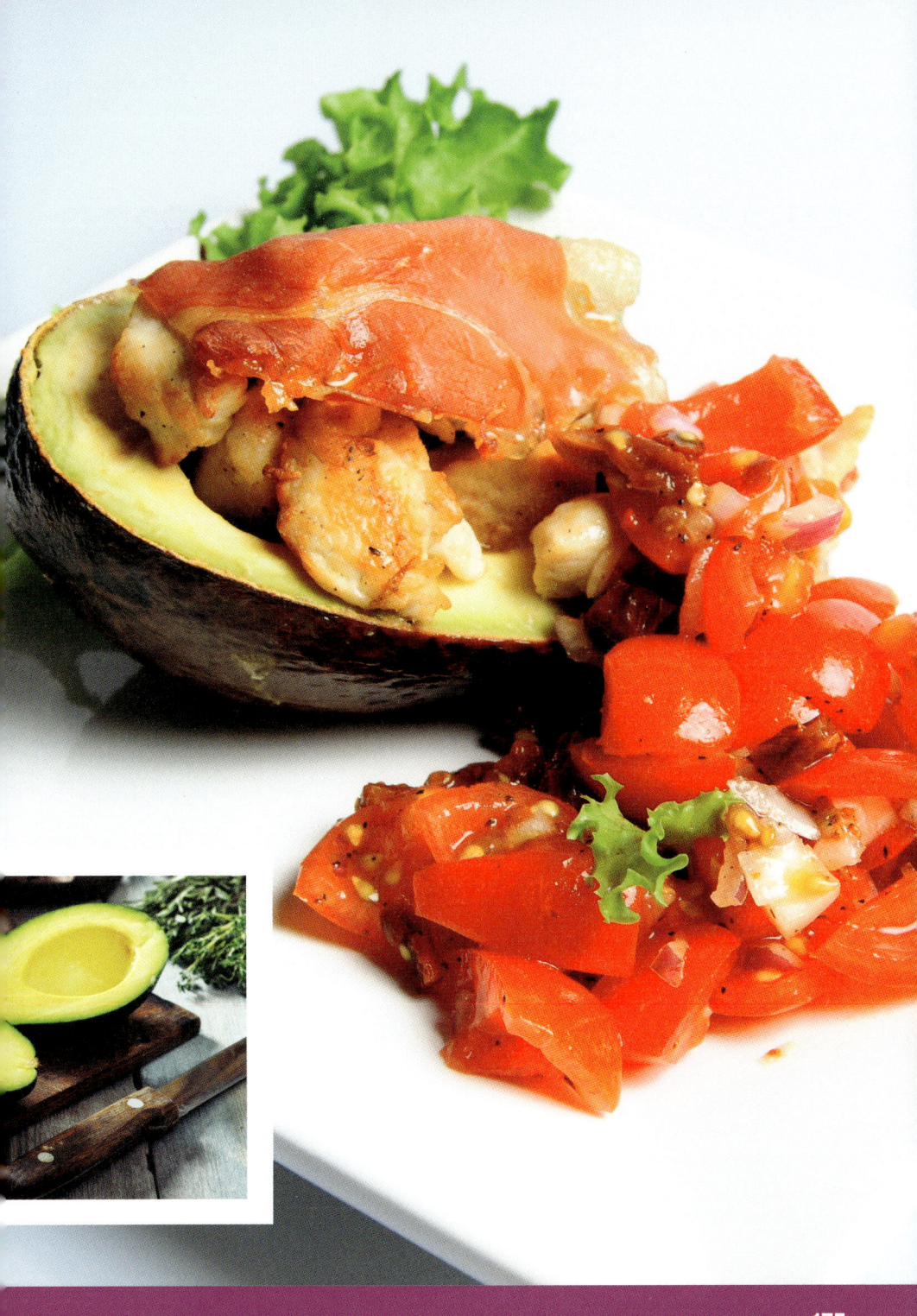

FENCHEL-KOKOS-SUPPE MIT RÄUCHERLACHS

1 Fenchelknolle

5 Cocktailtomaten

1 Knoblauchzehe

1 EL Kokosöl

250 ml Kokosmilch

100 ml Gemüsebrühe

Salz und frisch ge-
mahlener Pfeffer

2 Scheiben
geräucherter Lachs

Etwas frischer Dill

1. Fenchel waschen, putzen und fein hobeln. Die Tomaten waschen und halbieren. Knoblauch schälen und fein hacken.

2. Das Kokosöl in einem Topf erhitzen und den Knoblauch darin kurz anbraten.

3. Fenchel und Tomaten dazugeben und bei geringer Hitze dünsten, bis der Fenchel etwas weich wird.

4. Kokosmilch und Brühe zugießen, aufkochen und 10–15 Minuten köcheln.

5. Mit Salz und Pfeffer abschmecken.

6. Den Lachs in Streifen schneiden, in zwei Suppenschalen geben und mit der heißen Suppe übergießen. Mit frischem Dill garniert servieren.

TIPP:

Für die vegane Variante ersetze den Lachs einfach durch Tofu oder mehr Gemüse deiner Wahl, etwa Zucchini oder Porree.

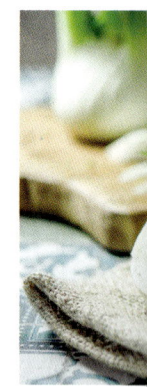

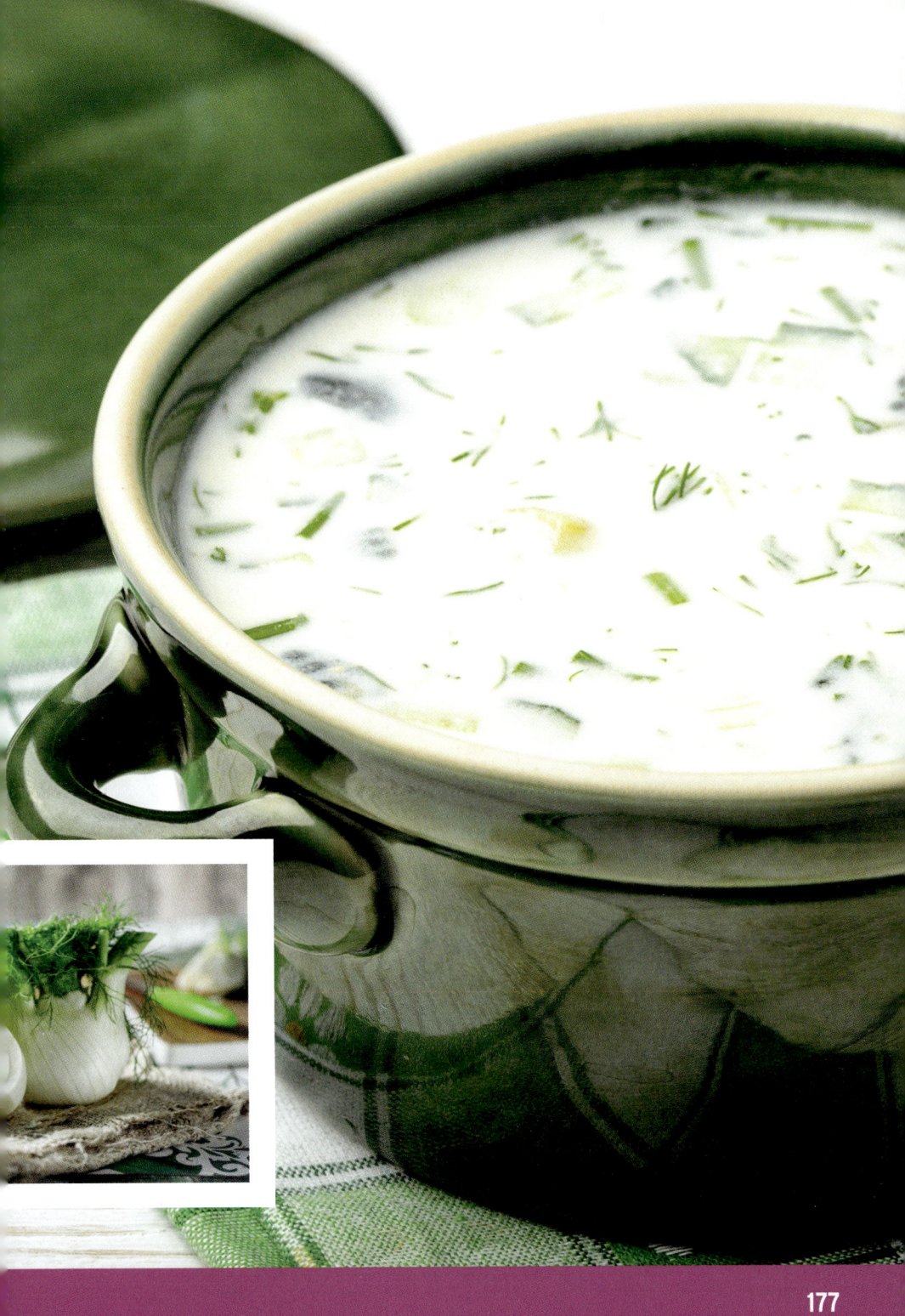

LACHS MIT RATATOUILLE

1 Zwiebel

1 Knoblauchzehe

1 Aubergine

1 Zucchini

1 rote Paprika

10 Cocktailtomaten

Öl zum Braten

Salz und frisch gemahlener Pfeffer

300 g Lachsfilet

1 Rosmarinzweig

1 Handvoll Wildkräutersalat

1. Die Zwiebel und den Knoblauch schälen, den Knoblauch fein hacken, die Zwiebel in Würfel schneiden. Aubergine, Zucchini und Tomaten waschen und ebenfalls grob würfeln. Die Paprika waschen, putzen und in kleine Würfel schneiden.

2. In einer Pfanne etwas Öl erhitzen, darin Zwiebeln, Knoblauch, Aubergine und Zucchini anbraten. Mit Salz und Pfeffer würzen. Zum Schluss die Tomaten zugeben und kurz weitergaren, bis die Tomaten durcherhitzt sind.

3. In einer zweiten Pfanne etwas Öl erhitzen und das Lachsfilet mit dem Rosmarinzweig darin gar braten, dabei immer wieder mit dem austretenden Bratensaft übergießen.

4. Den Salat waschen und trocken schütteln.

5. Das Lachsfilet auf dem Salat anrichten und mit Ratatouille servieren.

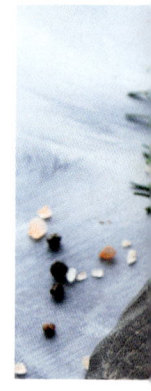

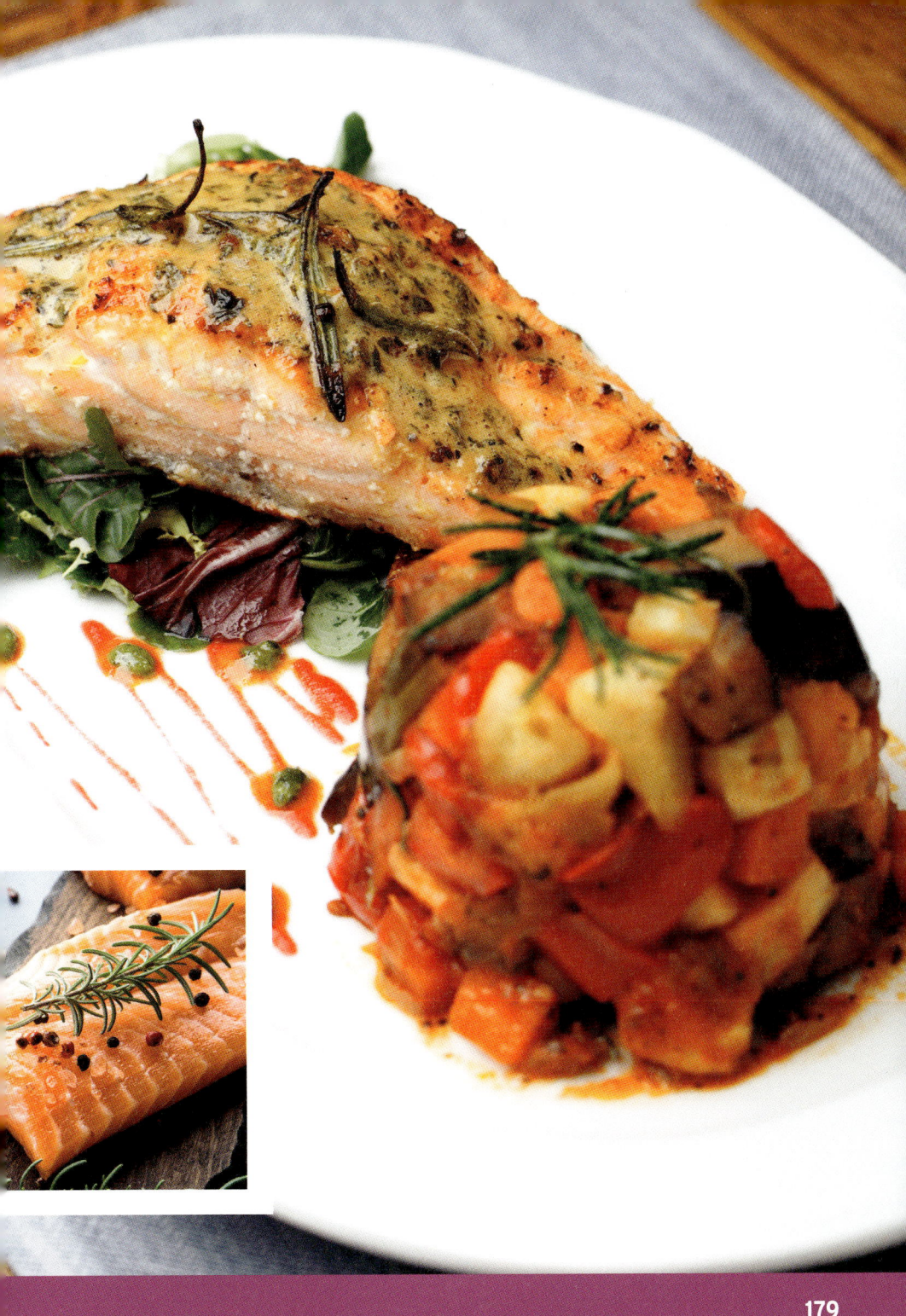

LACHSSPIESSE MIT GURKENSALAT

1 EL Dill

1 Gurke

1 EL Meerrettich

2 EL Olivenöl

Salz und frisch ge-
mahlener Pfeffer

250 Lachsfilet
(ohne Haut)

½ hellgrüne Paprika

1. Den Dill grob hacken. Die Gurke waschen, längs halbieren und in dünne Scheiben schneiden. Aus Dill, Meerrettich und 1 Esslöffel Olivenöl ein Dressing anrühren und mit Salz und Pfeffer abschmecken. Die Gurkenscheiben in einer Schüssel damit übergießen und beiseitestellen.

2. Das Lachsfilet waschen, mit Küchenpapier trocken tupfen und in 3 cm dicke Würfel schneiden. Die Paprika waschen, putzen und in Stücke schneiden. Abwechselnd Lachs und Paprika auf Grillspieße stecken. Mit Salz und Pfeffer würzen.

3. Den verbliebenen Esslöffel Olivenöl in einer Pfanne erhitzen und die Lachsspieße rundum anbraten.

4. Die fertigen Lachsspieße sofort mit dem Gurkensalat servieren.

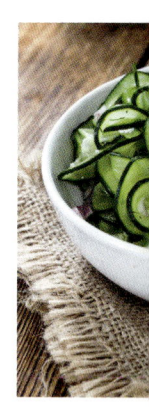

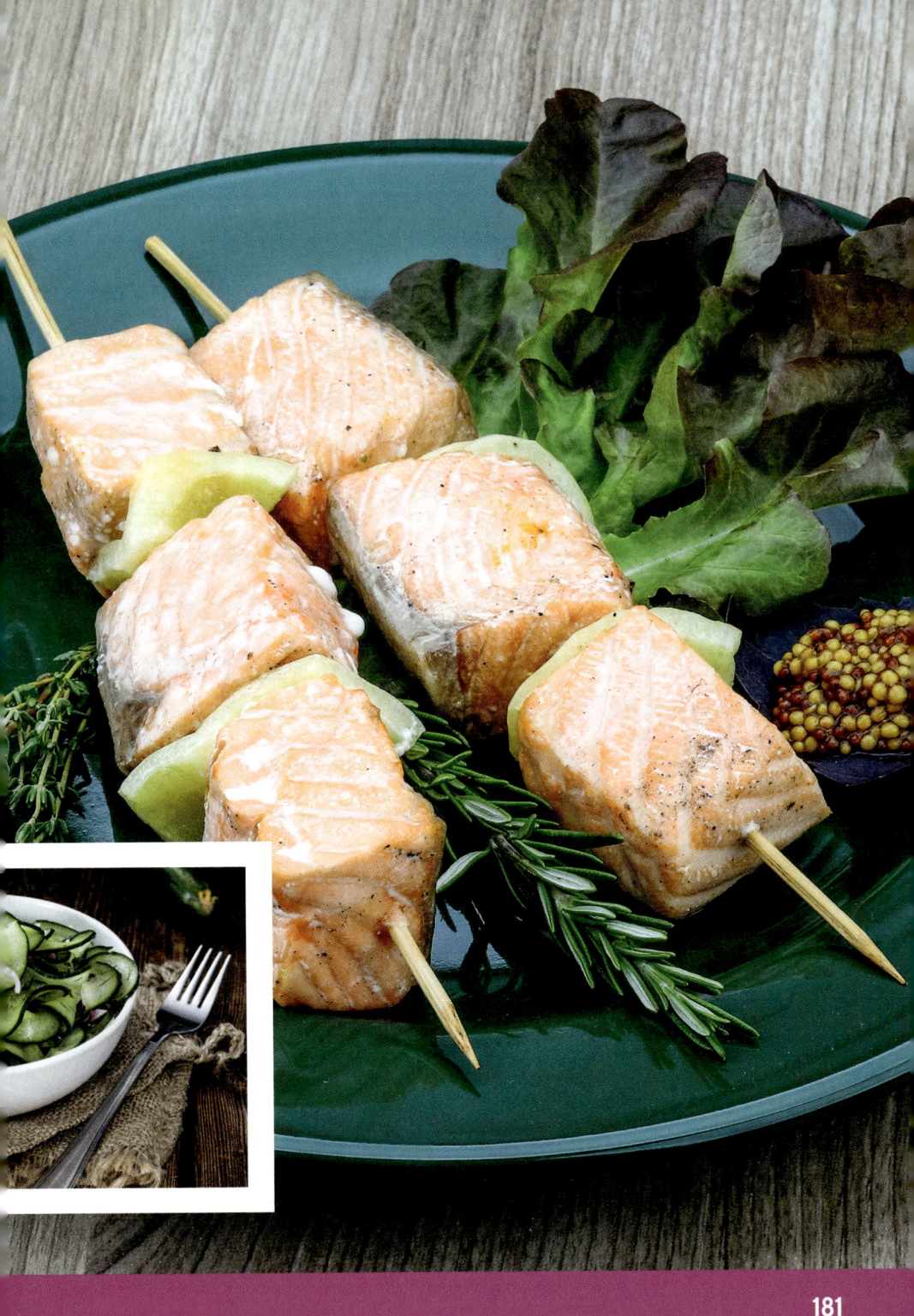

ZUCCHINISPAGHETTI MIT SCHARFEN GARNELEN

1 Knoblauchzehe

1 kleine Zwiebel

1 EL Öl zum Anbraten

400 ml Kokosmilch

2 EL Sojasauce

Salz und frisch gemahlener Pfeffer

100 g Garnelen (frisch oder tiefgekühlt)

2 Zucchini

1 Prise Cayennepfeffer

1. Frische Garnelen waschen und abtropfen lassen. Tiefkühlgarnelen unter fließend warmem Wasser waschen, damit sie etwas auftauen.

2. Knoblauch und Zwiebel schälen und hacken, anschließend mit 1 Esslöffel Öl in einer Pfanne glasig dünsten. Die Kokosmilch zugießen. Mit Sojasauce und gemahlenem Pfeffer abschmecken. Die Sauce heiß halten, aber nicht kochen lassen.

3. In einer kleinen Pfanne die Garnelen mit einer Prise Salz braten, bis sie gar sind. Die Pfanne beiseitestellen und ruhen lassen.

4. Die Zucchini waschen, putzen und mit einem Spiralschneider zu Spaghetti schneiden. In die noch heiße Kokossauce geben und bei mittlerer Hitze 3 Minuten köcheln. Dann müssten die Zucchini schon gar sein. Schließlich die Garnelen mit den Spaghetti vermengen, auf zwei Tellern anrichten und mit Cayennepfeffer bestäubt servieren.

TIPP:

Verwende für den veganen Genuss 200 g leckeren Naturtofu. Diesen in Würfel schneiden und mit einer Prise Salz scharf anbraten, anschließend Chili untermengen. Serviere die Zucchinispaghetti mit dem Tofu und Kirschtomaten als Farbkleckse.

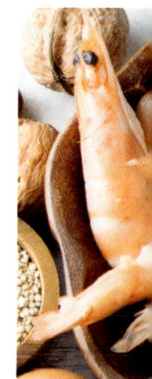

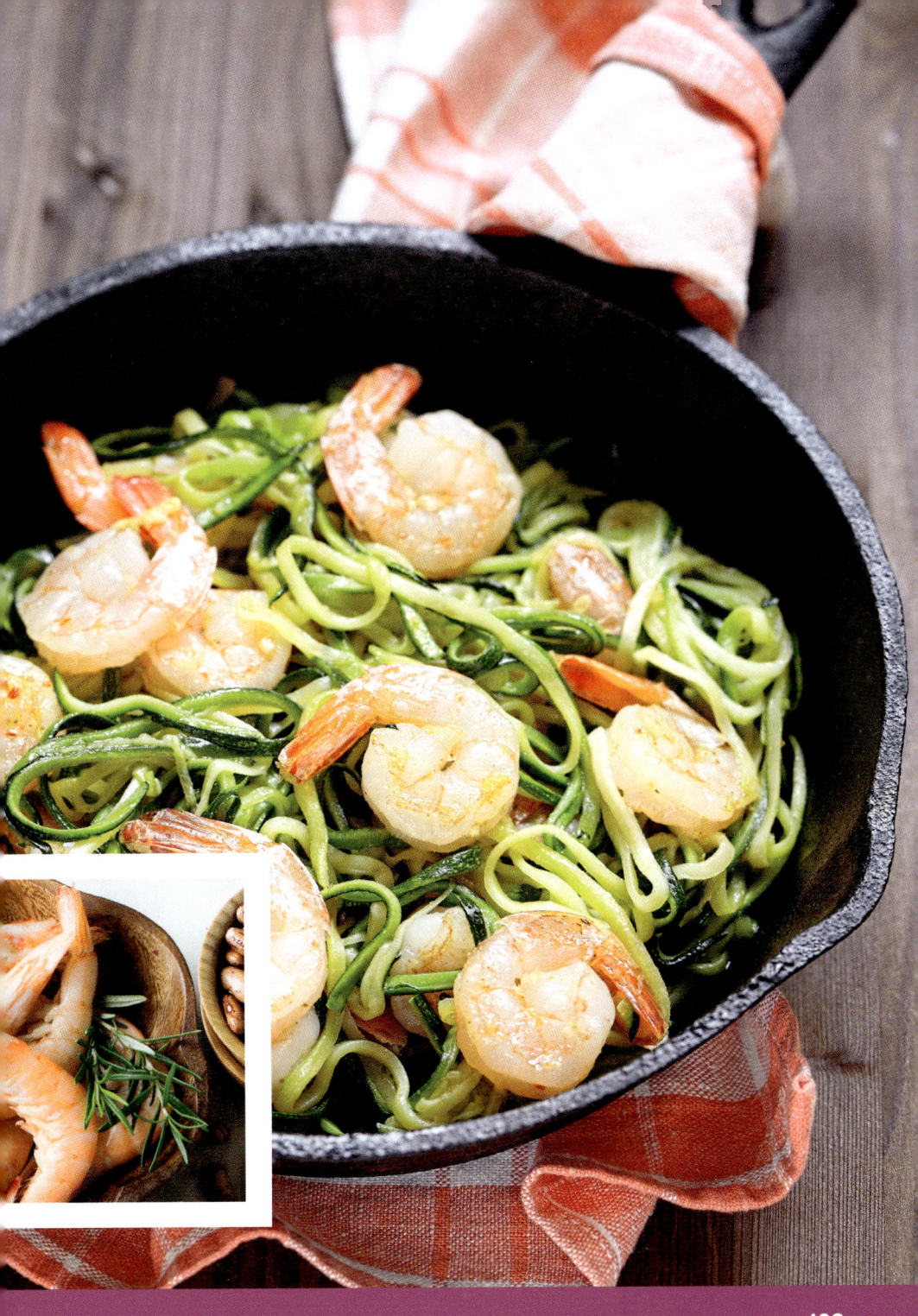

MEDITERRANES OFENGEMÜSE

½ rote Paprika

½ gelbe Paprika

½ Aubergine

1 Zwiebel

1 Handvoll Cocktailtomaten

100 g Champignons

1 Knoblauchzehe

½ Chili

3 EL Olivenöl

3 EL Balsamessig

1 Zweig Rosmarin

1 Zweig Thymian

Salz und frisch gemahlener Pfeffer

Frisches Basilikum

1. Den Backofen auf 170 °C Ober-/Unterhitze vorheizen.

2. Alle Gemüsesorten waschen, putzen und in gleich große, mundgerechte Stücke schneiden. Anschließend vermengen und in einer flachen Auflaufform möglichst nebeneinander verteilen.

3. Knoblauch und Chili klein würfeln und über das Gemüse geben. Von Rosmarin und Thymian die Blätter abzupfen, ebenfalls über dem Gemüse verteilen und das Ganze salzen und pfeffern.

4. Olivenöl und Balsamessig darüberträufeln und 20 Minuten backen. Zwischendurch zwei- oder dreimal wenden.

5. Mit frischem Basilikum garniert servieren.

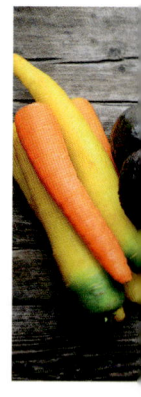

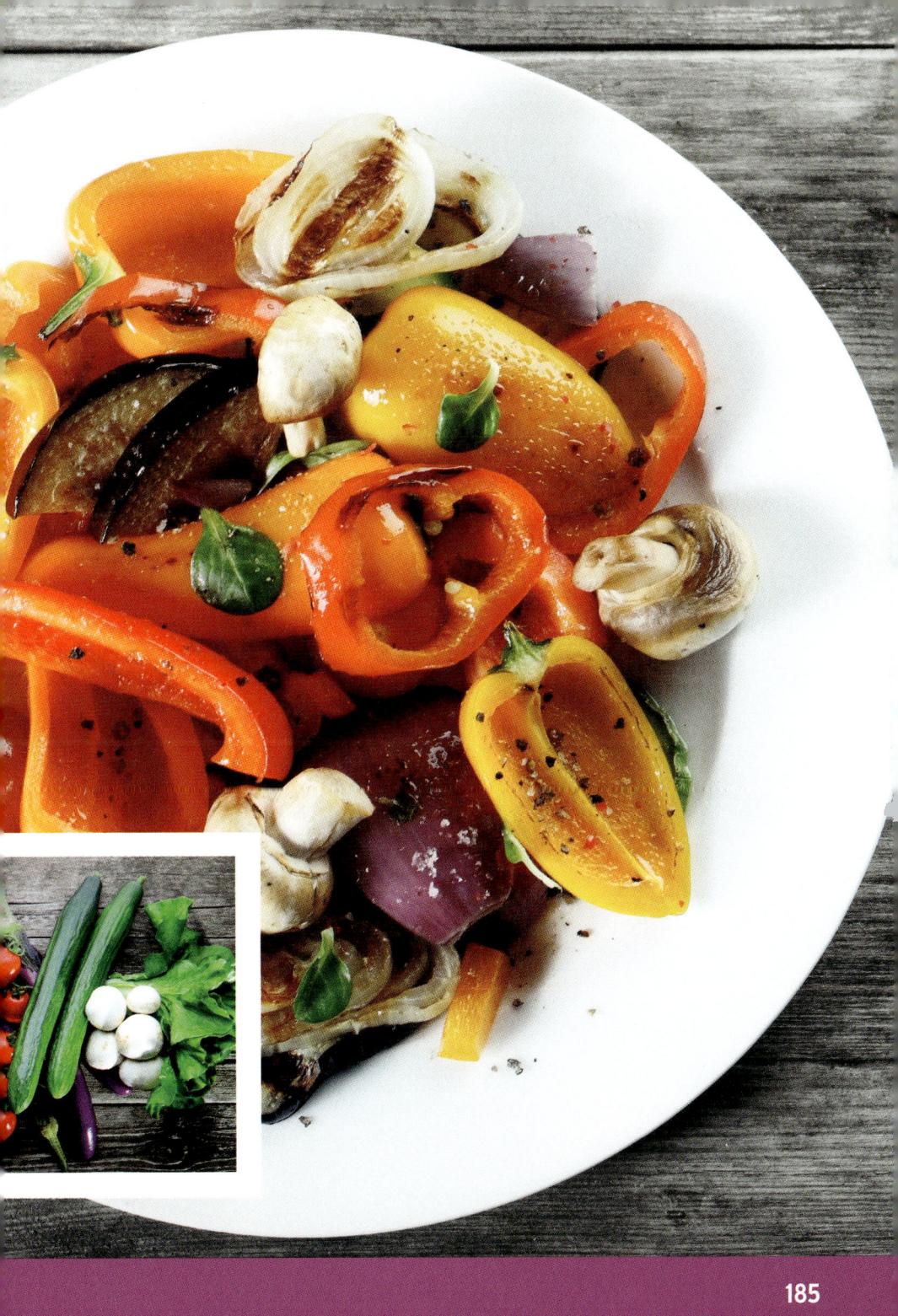

LEINSAMENBURGER

Für den Patty:

¼ Zwiebel

1 kleiner Chili

50 g Rote Bete
(vorgegart)

150 g Hackfleisch

1 EL Olivenöl

Für die Pommes:

1 Kohlrabi

2 EL Olivenöl

Für die Buns:

70 g BodyChange®
Brötchen-Backmi-
schung

60 ml Wasser

1 Ei
Etwas Leinsamen
(ganz)

Für den Belag:

1 Handvoll Feldsalat

½ Avocado

2 Tomatenscheiben

¼ Zwiebel

1. Den Backofen auf 200 °C Ober-/Unterhitze vorheizen.

2. Patty: Die Zwiebel schälen und fein hacken. Den Chili waschen und ebenfalls hacken. Rote Bete klein schneiden und mit einem Stabmixer pürieren. Zwiebel, Chili, Rote Bete und Hackfleisch in einer Schüssel kneten und zwei Pattys formen. Das Öl in einer Pfanne erhitzen und die Pattys darin von beiden Seiten bei mittlerer Hitze braten, bis sie gar sind.

3. Pommes: Den Kohlrabi putzen, schälen und in Stäbchen schneiden. Mit Olivenöl vermischen, salzen und pfeffern und auf einem mit Backpapier ausgelegten Backblech verteilen. Im vorgeheizten Ofen ca. 15 Minuten backen.

4. Brötchen: Backmischung mit Wasser und Ei in eine Schüssel geben und mit den Händen gut verkneten. Anschließend den Teig ca. 30 Minuten ruhen lassen. Den Teig danach teilen, zu zwei runden Brötchen formen, diese oben etwas einschneiden und anschließend mit Leinsamen bestreuen. Im vorgeheizten Backofen ca. 30 Minuten backen.

5. Belag: Den Feldsalat waschen und trocken schütteln. Die Avocado längs in Scheiben schneiden. Die Zwiebel in dünne Ringe schneiden.

6. Die Buns aufschneiden und mit Salat, Patty, Avocado- und Tomatenscheiben sowie Zwiebelringen füllen und die zweite Bun-Hälfte auflegen. Den Burger mit Kohlrabipommes servieren.

TIPP:
Du kannst den Burger auch mit deinen Lieblingszutaten belegen. Verwende für die vegane Variante beispielsweise einen Patty aus Kidneybohnen und Chiasamen.

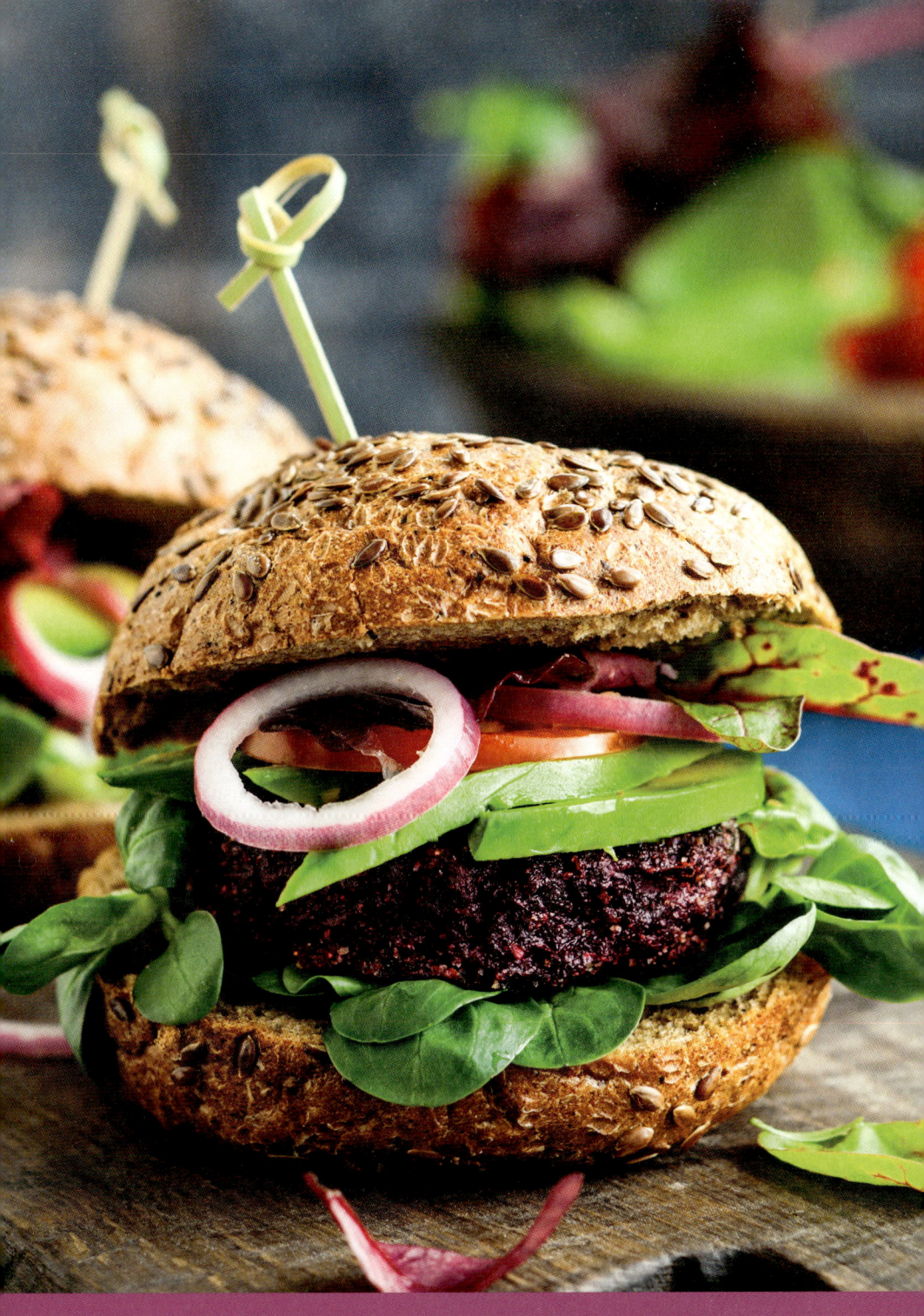

REGISTER

REGISTER

Bildrechteverzeichnis:

ALLE BÜCHER VON

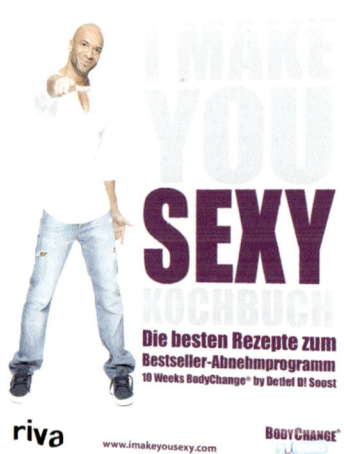

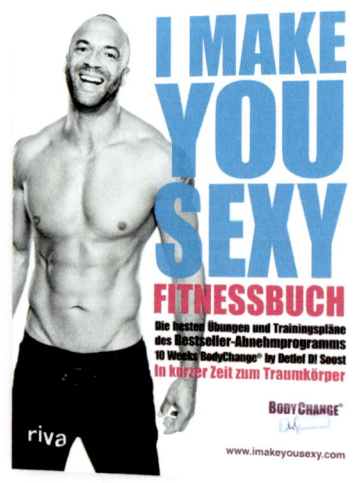

I make you sexy Kochbuch
19,99 (D) | 20,60 (A)
978-3-86883-347-8

I make you sexy Fitnessbuch
19,99 (D) | 20,60 (A)
978-3-86883-634-9

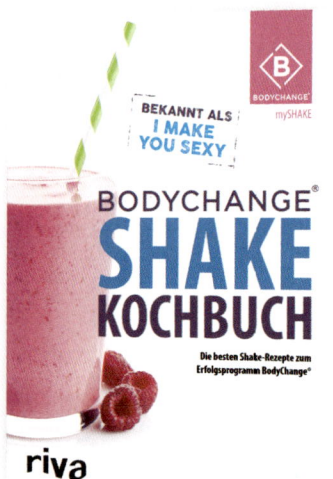

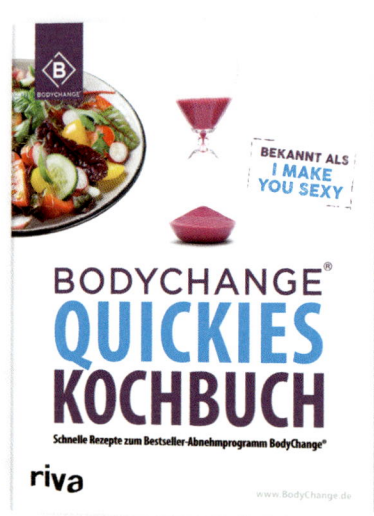

BodyChange® Shake-Kochbuch
9,99 (D) | 10,30 (A)
978-3-7423-0198-7

BodyChange® Quickies-Kochbuch
19,99 (D) | 20,60 (A)
978-3-7423-0192-5